MW00533287

La guía definitiva de Bikram yoga

*Clases de yoga de calor
para todo el mundo*

BIKRAM CHOUDHURY
con Bonnie Jones Reynolds

La guía definitiva de Bikram yoga

Clases de yoga de calor para todo el mundo

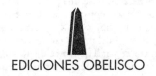

EDICIONES OBELISCO

Si este libro le ha interesado y desea que le mantengamos informado
de nuestras publicaciones, escríbanos indicándonos qué temas son de su interés
(Astrología, Autoayuda, Ciencias Ocultas, Artes Marciales, Naturismo,
Espiritualidad, Tradición...) y gustosamente le complaceremos.
Puede consultar nuestro catálogo en www.edicionesobelisco.com

*Los editores no han comprobado ni la eficacia ni el resultado de las recetas, productos, fórmulas
técnicas, ejercicios o similares contenidos en este libro. No asumen, por lo tanto, responsabilidad
alguna en cuanto a su utilización ni realizan asesoramiento al respecto.*

Colección Salud y Vida natural
LA GUÍA DEFINITIVA DE BIKRAM YOGA
Bikram Choudhury

1.ª edición: octubre de 2012

Título original: *Bikram's Beginning Yoga Class*

Traducción: *David N. M. George*
Corrección: *Sara Moreno*
Maquetación: *Juan Bejarano*
Diseño de cubierta: *Enrique Iborra*
Fotografías de Biswanath «Bisu» Gosh
Las fotografías de las págs. 20, 21, 72, 73 (arriba), 81, 126, 129-132, 146, 149, 200 (arriba),
201 (arriba), 202 (arriba), 205 (izquierda), 231 y 233 son de Guy Webster

© 2000, Bikram Choudhury
Edición publicada por acuerdo con Jeremy P. Tarcher,
miembro de Penguin Group Inc. (USA)
© 2012, Ediciones Obelisco, S. L.
(Reservados los derechos para la presente edición)

Edita: Ediciones Obelisco, S. L.
Pere IV, 78 (Edif. Pedro IV) 3.ª planta, 5.ª puerta
08005 Barcelona - España
Tel. 93 309 85 25 - Fax 93 309 85 23
E-mail: info@edicionesobelisco.com

Paracas, 59 C1275AFA Buenos Aires - Argentina
Tel. (541-14) 305 06 33 - Fax: (541-14) 304 78 20

ISBN: 978-84-9777-815-2
Depósito Legal: B-3.525-2012

Printed in Spain

Impreso en España en los talleres gráficos de Romanyà/Valls, S.A.
Verdaguer, 1 - 08786 Capellades (Barcelona)

Reservados todos los derechos. Ninguna parte de esta publicación, incluido
el diseño de la cubierta, puede ser reproducida, almacenada, transmitida o utilizada
en manera alguna por ningún medio, ya sea electrónico, químico, mecánico, óptico,
de grabación o electrográfico, sin el previo consentimiento por escrito del editor.
Diríjase a CEDRO (Centro Español de Derechos Reprográficos, www.cedro.org)
si necesita fotocopiar o escanear algún fragmento de esta obra.

Agradecimientos

Quiero dar las gracias a todos mis alumnos que han demostrado, mediante su dedicación y su práctica, lo que hemos sabido durante siglos en la India acerca de los efectos curativos y reconstituyentes del hatha yoga. Durante los años siguientes a la inauguración de mi primera escuela y a la apertura de las Escuelas de Yoga de Bikram de la India por todo el mundo por parte de mis maestros acreditados, el legado de mi gurú, Bishnu Ghosh, se está viendo hecho realidad. A todos aquellos que poseen este legado y me están ayudando a cumplirlo, mi agradecimiento más sincero. Quiero expresar mi especial reconocimiento a Emmy Cleaves, mi profesora más experimentada, y a mi mujer, Rajashree Choudhury, por dirigir las actividades cotidianas de la Escuela de Yoga de la India y por su contribución a mi Programa de Formación de Maestros, sin el cual el programa seguiría siendo sólo una idea. Un agradecimiento especial a todos mis alumnos que aportaron su tiempo para posar para las fotografías de este libro, y un agradecimiento muy especial para Biswanath «Bisu» Ghosh, mi amigo de toda la vida e hijo de mi gurú, que es el responsable de las instantáneas y del revelado de las fotografías para esta edición revisada. Y mi agradecimiento a mi amigo Julian Goldstein, sin cuya ayuda esta segunda edición no se habría podido concluir.

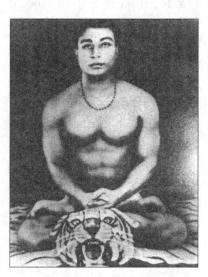

Para mi gurú, «Yogindra», Bishnu Ghosh.

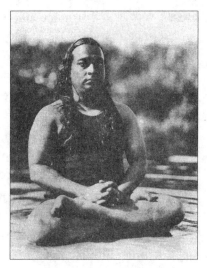

Paramahansa Yogananda, fundador de la Hermandad de la Autorrealización, hermano de Bishnu Ghosh.

Nota: *Antes de llevar a cabo cualquier postura que aparece en este libro, es imprescindible que leamos concienzudamente esta introducción y las instrucciones con respecto a las posturas.*

Introducción

Hemos recorrido un largo camino

En 1978 acabé de escribir este libro, *La guía definitiva de Bikram yoga.* Le dije a mi editor que esta obra se vendería siempre como si fuera una biblia. Se rió y me preguntó: «¿Por qué crees que a este libro le irá tan bien?». Le contesté que siempre aparecerían nuevas personas, comprarían el libro y practicarían yoga, especialmente a medida que el yoga se fuera haciendo cada día más popular. Y así ha sido. Y este libro se ha vendido muy bien y sigue siendo popular entre aquellas personas que buscan los remedios curativos del verdadero hatha yoga. En 1978, si se mencionaba la palabra «yoga», nadie sabía su significado. Hoy día todo el mundo sabe alguna cosa sobre el yoga, incluso aunque sólo sea el término. Además, la popularidad de este libro ha engendrado mi Programa de Formación de Maestros de Yoga en mi Escuela de Yoga de la India. En la actualidad hay

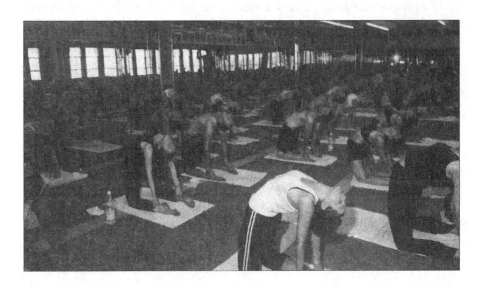

escuelas de yoga en todo el mundo, y mis maestros certificados enseñan mis clases de yoga para principiantes.

¿Por qué has escogido este libro?

¿Por qué has escogido este libro? ¿Cuál es tu problema? ¿Qué es lo que estás buscando? Puede que padezcas una enfermedad crónica, como un trastorno cardíaco, diabetes, hipertensión, insuficiencia renal, una afección glandular, la enfermedad de Parkinson u otro trastorno neurológico. Podrías estar padeciendo problemas respiratorios, digestivos o de la columna vertebral, o artritis. Hay demasiados problemas como para enumerarlos aquí. Puede que no seas feliz. Estás gritando a tus hijos, estás irritado todo el tiempo, deprimido, ansioso o asustado. Tienes sobrepeso y cada vez que intentas perder peso acabas ganando incluso más. Buscas paz para ti mismo en el mundo caótico en el que vives. Tienes problemas y no sabes qué hacer. Has probado con medicamentos y has visto que no funcionan. Primero tomas la medicina para tu problema y luego desarrollas otro problema porque el medicamento que has tomado tiene efectos secundarios. Ahora tienes dos problemas, y tu botiquín se va llenando rápidamente. Mi gurú decía que el estrés y las tensiones son la causa de todas las enfermedades crónicas, incluso de las infecciosas. *La guía definitiva de Bikram yoga* es el mejor eliminador del estrés.

¿Qué sucede con la cirugía? Supón que te sometes a una operación debido a una hernia discal. La operación resuelve el 5 por 100 del problema, pero luego creas un problema nuevo. La cirugía suele llevarse más de ti que el problema que padecías al principio. La cirugía no funciona. Aun así, buscas resolver tu problema. En la India sabemos que allá donde se detiene la ciencia médica empieza la ciencia del yoga.

Puede que no pienses que estés tan mal. Simplemente no estás muy en forma. Puede que sea algo peor. No tienes energía y no puedes subir escaleras sin jadear ni resoplar. Has intentado hacer ejercicio (aeróbic, natación, pesas, subir escaleras). Has jugado al tenis y practicado muchos otros deportes. Has utilizado máquinas o aparatos para tus piernas, brazos, espalda y abdomen, pero nada funciona. Cuando practicas deporte estás golpeando tu cuerpo en un entorno frío y lo dañas. En primer lugar destruyes tu sistema esquelético, luego tu sistema nervioso, después todos tus tendones y ligamentos y más tarde tus venas y músculos. Todo lo que has intentado te falla. El fracaso no eres tú, sino tu sistema. El ejercicio no funciona. Cuando haces ejercicio, sólo ejercitas entre el 3 y el 10 por 100 del cuerpo, aparte del daño que le provocas. Cuando llevas a cabo *La guía definitiva de Bikram yoga*, ejercitas el 100 por 100 del cuerpo: desde los huesos hasta la piel, desde la cabeza hasta los pies, y hasta cada glándula y órgano del organismo, cada célula y hasta los tejidos diminutos. Has estado buscando en los lugares equivocados. Ahora, con este libro, estás buscando en el lugar adecuado.

Lo que estás buscando es el yoga. Estás buscando *La guía definitiva de Bikram yoga*. El yoga es el único ejercicio de este mundo a partir del cual se gana energía en lugar de quemarla. Ésa es la razón por la cual mi gurú decía: «El yoga conserva la juventud durante mucho tiempo. Mantiene el cuerpo lleno de vitalidad, inmune a las enfermedades, incluso a una edad muy muy avanzada. El yogui nunca envejece. Los yoguis consiguen el poder sobrenatural».

Cómo empezó todo

En este libro, aprenderás las *asanas* (posturas) del hatha yoga, tal y como las estableció Patanjali hace más de cuatro mil años. Este hatha yoga es para todo el mundo y todo tipo de cuerpo. No importa lo bien que hagas cada postura, sino simplemente que lo *intentes de la forma adecuada*. Incluso aunque sólo puedas adoptar parte de la postura, recibirás el 100 por 100 de los beneficios desde el punto de vista médico si lo *intentas de la forma adecuada*. Explico esto aportándote instrucciones, paso a paso, para cada postura.

Antes de escribir este libro, ya había estado enseñando yoga durante más de quince años. Además, ya había desarrollado las veintiséis posturas y los dos ejercicios de respiración que se han acabado conociendo como *La guía definitiva de Bikram yoga*. Descubrí y desarrollé esta serie científica de posturas y ejercicios de respiración durante años de investigación. Se ha demostrado, una y otra vez, que esta serie ha curado enfermedades crónicas de todo tipo. He confirmado el valor de estas series de yoga muchas veces desde el punto de vista científico y médico. En los años posteriores a la publicación de este libro, millones de personas de todo el mundo lo han usado. Han seguido mis instrucciones y han curado y sanado sus problemas (problemas médicos y emocionales y enfermedades crónicas). Hoy sé lo realmente bueno que es este libro porque he visto los resultados con mis propios ojos. Lo importante de este libro son las instrucciones sobre cómo adoptar mis veintiséis posturas y mis dos ejercicios de respiración de forma precisa.

Para comprender este libro en su totalidad, debes abrir tu corazón, tu mente, tu alma y tus ojos: abrir todo tu ser y cada uno de tus sentidos. Si realmente quieres aprender y comprender la vida humana, tu vida, y entender cómo puedes cambiarla, debes aceptar los principios que encontrarás en este libro. Si crees que eres americano, chino, japonés, hindú, cristiano, japonés, hinduista o musulmán, si piensas que eres blanco o negro, rico o pobre, entonces no obtendrás ningún beneficio de la filosofía de este libro. Sea como fuere, sí que obtendrás los beneficios de la práctica del hatha yoga. No obstante, si con tu mente abierta puedes aceptar los principios que aparecen en este libro, tu actitud con respecto a quién eres cambiará lentamente. Tu relación con toda la humanidad cambiará. Empezarás a darte cuenta de que cada uno de nosotros es uno de entre 6000 millones de personas, una parte de la sociedad mundial y de todas las civilizaciones. Debemos pensar que éste es el camino, porque no estamos solos en este mundo. No estamos separados por límites, fronteras o bagajes culturales. Cada uno de nosotros tiene a su disposición lo mejor de cada una de las culturas, pero debemos conocerlas primero. Ésa es la razón por la cual tienes que tener una mentalidad abierta para obtener el mejor beneficio posible de este libro.

¿Qué es *La guía definitiva de Bikram yoga*?

En primer lugar, quiero decirte que el hatha yoga no es mío. Lo que se ha acabado conociendo hoy día con el nombre de hatha yoga tiene miles de años, y es más antiguo que la historia de la tierra y de la humanidad que nos enseñan en la escuela. Durante miles de años, esta disciplina se ha trasmitido de maestro a discípulo, individualmente. Mi primer entrenamiento de hatha yoga lo recibí de los maestros de mis hermanos cuando tenía tres años. Poco después de mi entrenamiento inicial, conocí a mi gurú, Bishnu Ghosh, del cual recibí mi entrenamiento formal. Mi gurú era el hermano menor de Paramahansa Yogananda, el gran líder espiritual. Fue el primer discípulo de Yogananda. Mi gurú fue el mayor culturista físico del siglo XX. Estableció, científicamente, los métodos de curación de las enfermedades crónicas usando el hatha yoga. Antes de que mi gurú me enviara a Mumbai (Bombay), ya me había hecho un nombre ganando en importantes competiciones de hatha yoga y sobresaliendo como corredor y levantador de pesas. Hice estas cosas porque así me lo pidió mi gurú. Quería demostrar al mundo cómo el hatha yoga mejora el estado de las personas desde el punto de vista físico y mental.

Cuando mi gurú me envió a Mumbai para enseñar hatha yoga a personas enfermas, vi que había más personas que me necesitaban que el número de personas a las que yo podía ayudar. El día no tenía horas suficientes para ayudarlas a todas. Pensé que si hubiera alguna forma en la que pudiera enseñarles a todos las posturas correctas exactamente en el orden adecuado, independientemente de su enfermedad, entonces podría instruir a las personas en grupos y así ayudar a más gente. Éste era un enfoque completamente diferente al del método individual, el del maestro con el discípulo que se había llevado a cabo durante miles de años.

Estudié las enfermedades y las posturas, y después de muchos años de investigación y verificación, habiendo usado los métodos que me había enseñado mi gurú y utilizando técnicas médicas de medición modernas, llegué a la secuencia de posturas que encontrarás en este libro. La importancia de esta serie radica en que es irrelevante en qué estado te encuentres, qué enfermedad crónica padezcas o qué edad tengas: la solución a tus problemas físicos y mentales consiste en adoptar las veintiséis posturas y en practicar los dos ejercicios de respiración. Ésa es la razón por la que siempre digo: «Nunca es demasiado tarde, nunca se está tan mal, nunca se es demasiado viejo, nunca se está demasiado enfermo para empezar de cero una vez más, para nacer de nuevo».

Advertencia

Desgraciadamente, en Occidente se ha abusado mucho del hatha yoga. Algunos yoguis vinieron a Occidente a enseñar hatha yoga. Ellos y sus discípulos destrozaron el sistema del hatha yoga tal y como se había conocido desde hacía miles de años. Estos yoguis conocían el verdadero hatha yoga, pero debido a su falta de fe en el sistema del hatha yoga y en los occidentales, lo han echado a perder en Occidente. Han arruinado incluso los tres principios básicos de dejar el cuerpo inmóvil en la postura concreta durante el número indicado de segundos, el control adecuado de la respiración mientras uno se encuentra en la postura y de acuerdo con la postura, y respetar los veinte segundos mínimos en la postura de *Savasana* o de relajación completa tras la realización de la postura.

Estos yoguis y sus discípulos no lograron darse cuenta de que debido a las diferencias culturales entre Oriente y Occidente, los métodos de enseñanza que funcionaban en Oriente podrían no funcionar en Occidente. En lugar de cambiar el método mediante el cual enseñaban, modificaron lo que sabían que era verdad para convertirlo en algo que simplemente se parece al hatha yoga, pero que no aporta sus bondades. El daño que causaron estos yoguis por no atenerse a los *sutras del yoga* de Patanjali provocó muchos más daños a aquellas personas a las que instruyeron. Hicieron que sus discípulos creyeran que habían aprendido hatha yoga. Por supuesto, no había sido así. Para agravar el problema todavía más, sus discípulos fueron instruidos con una falta total de consideración al sistema del hatha yoga, que se basa en la disciplina. Entonces, estos discípulos sintieron que podían hacer lo mismo que sus maestros.

Los estadounidenses son muy ingeniosos, incluso aunque lo que inventen sea algo incorrecto. Inventan postura tras postura y les ponen nombres. Entonces venden su producto a gente inocente y novata que no sabe que está siendo timada y que incluso está viéndose dañada. En Occidente hay más tipos de hatha yoga que sabores de helado. Los estadounidenses creen que eso es maravilloso. Yo te digo que es algo desastroso. Muchos de estos llamados sistemas de yoga no son yoga en absoluto. Ponerles un nombre en sánscrito o en bengalí no los convierte en yoga, y usar atrezo para llevar a cabo las posturas no hace sino empeorar las cosas, y no mejorarlas.

Si se asiste a una clase de yoga, ¿cómo se sabe si el instructor está cualificado? El mero hecho de que él o ella digan que lo están no es suficiente. Los profesores a los que yo enseño siguen un programa que equivale, en tiempo y estudio, a un programa universitario para obtener un grado profesional de un año de duración. Mis profesores son sometidos a un entrenamiento físico, mental y espiritual riguroso en mi Escuela de Yoga de la India. Antes de recibir su certificado deben demostrar sus conocimientos en un entorno educativo real. Mis profesores conocen los beneficios médicos de cada postura, mientras que la mayoría de los maestros de yoga no los conocen. Mis profesores saben cómo orientarte para que *pruebes de la forma correcta* la verdadera base de la práctica del hatha yoga.

Cuando asistas a mis clases de hatha yoga para principiantes, lo primero de lo que te darás cuenta será de que la habitación ha sido caldeada. Si llevas a cabo tu hatha yoga en una habitación con aire acondicionado, podrías hacerte daño fácilmente. Esto lo explico con mayor detalle en la próxima sección: «Empezando». Hay tres requisitos que ya he mencionado anteriormente: dejar el cuerpo inmóvil en la postura concreta durante el número especificado de segundos, el control adecuado de la respiración mientras te encuentras en la postura y de acuerdo con ella, y continuar esa postura con un mínimo de veinte segundos en la postura de *Savasana* (relajación completa). Si no practicas de esta manera, no obtendrás los beneficios médicos de la postura. Este libro es tu guía para la secuencia adecuada de posturas y para la posición ideal para cada postura. No existen alternativas. No puede haber un sustitutivo del verdadero hatha yoga.

Para empezar

Antes de que empieces, hay algunas cosas que necesitarás para que te ayuden a llevar a cabo la práctica del yoga. Además, hay algunas cosas que deberías saber para que te ayuden a enfocar las posturas de modo que, cada una de ellas que intentes realizar, independientemente de lo poco o mucho que puedas hacer, siempre estés *intentando hacerla de la forma adecuada*. De este modo siempre estarás recibiendo el 100 por 100 del beneficio médico, sin que importe tu estado físico o mental.

¿Dónde practicar el yoga?

Necesitarás un lugar para llevar a cabo el hatha yoga. No necesitas mucho espacio. Incluso aunque vivas en un pequeño apartamento de una sola habitación, podrás encontrar espacio suficiente. Básicamente necesitarás una zona de suelo despejada en la que puedas tumbarte y estirar los brazos a cada lado y las piernas completamente.

Utensilios especiales

Necesitarás un espacio en una pared para colgar un espejo. Debería ser un espejo de cuerpo entero.

Puedes llevar puesta cualquier prenda que te guste siempre que te quede ajustada. Lo importante es que la ropa que lleves no te apriete cuando lleves a cabo las posturas y que puedas ver en el espejo la posición de todo tu cuerpo.

También necesitarás algo para extender sobre el suelo. Si adquieres una esterilla para yoga con la superficie adherente, extiende una toalla sobre ella de forma que puedas obtener todos los beneficios de las posturas. Si el suelo no está alfombrado, necesitarás colocar algo debajo de tu toalla para que no te deslices sobre el suelo.

Temperatura caliente

Debes caldear la zona en la que practiques yoga. Si puedes, deberías intentar que la sala se encuentre a una temperatura de por lo menos 38 ºC. Deberías sudar mucho cuando practiques hatha yoga. Si tu cuarto de baño es lo suficientemente grande, puedes precalentar ese espacio con un calentador y abriendo el grifo del agua caliente de la ducha. Deja el agua en la bañera, ya que esto ayudará a mantener el cuarto de baño caliente.

Si tienes dificultades para caldear una zona hasta alcanzar los 38 ºC, entonces deberás llevar ropa para calentarte mientras practicas yoga. Esto evitará que tu cuerpo pierda calor.

No puedo subrayar lo suficiente la importancia de practicar el hatha yoga en un lugar con una temperatura elevada. Practicar yoga en un entorno frío puede provocar daños en tu organismo. Recuerda que estás modificando la estructura de tu cuerpo mientras llevas a cabo estas posturas. Imagina que vas a fabricar una espada. Empiezas con un trozo de buen acero y lo primero que haces es introducir ese acero en el fuego y calentarlo. Cuando el acero está caliente se vuelve blando. Entonces puedes golpearlo con una maza y, lentamente, vas haciéndole cambiar de forma para obtener la espada que deseas. Ésta es la forma natural de fabricarla; pero si no calientas el acero y empiezas a golpear con una maza, al acero no le pasará nada, pero tú te romperás la mano, el brazo y todas las articulaciones, y destrozarás la maza. Lo mismo sucede cuando llevas a cabo cualquier tipo de ejercicio, incluso el hatha yoga, en un entorno frío. Cuando practicas el hatha yoga en condiciones de calor tu cuerpo es maleable.

Unas palabras sobre el equilibrio

En las instrucciones para las posturas del yoga que vienen a continuación, no te daré indicaciones sobre cómo mantener el equilibrio. Aunque puede que al principio encuentres difícil mantener el equilibrio en algunas de las posturas en las que tienes que estar de pie, te encontrarás con que con la práctica continua de estas posturas tu capacidad para mantener el equilibrio mejorará. No deberías hacer uso de una pared para que te sustente, incluso para aquellas posturas en las que crees que es imposible que puedas mantener el equilibrio. Es mejor que intentes adoptar la postura por tus propios medios, incluso aunque sólo puedas mantener el equilibrio durante medio segundo al principio. Ese medio segundo pasará a ser un segundo, y ese segundo se convertirá en dos, y así irás avanzando mientras sigues practicando hasta que puedas mantener el equilibrio durante todo el tiempo necesario.

Prueba de la forma adecuada

No puedo hacer suficiente hincapié en la importancia de *probar de la manera adecuada*. El cómo lo intentes es el factor más importante en relación a los beneficios que obtendrás. El hecho de que no puedas adoptar las posturas de forma perfecta, de acuerdo con las indicaciones de este libro y con las preciosas fotografías de mis alumnos, no debería suponer preocupación alguna para ti. Estas indicaciones y las fotografías son tus objetivos últimos para las posturas. Si lo intentas de verdad hoy, aplicas tu concentración al 100 por 100, sigues las indicaciones paso a paso y usas tu fuerza allá donde sea necesario, entonces practicarás una postura perfecta para ti hoy. Esto es lo que significa *intentarlo de la forma adecuada*. Aportas un esfuerzo del 100 por 100 en todos los aspectos y recibes un 100 por 100 de los beneficios desde el punto de vista médico, físico y mental.

Sigue el orden del libro

No vayas saltando de un lugar a otro. El orden en el que practiques las posturas es tan importante como la forma en que lleves a cabo cada una de ellas. La secuencia no *debe* modificarse. La serie de posturas requiere que debas adoptar la primera postura antes de embarcarte en la segunda. La tercera postura se asumirá sólo después de haber completado las dos primeras, y la cuarta después de haber adoptado las tres primeras, y así hasta que hayas completado las veintiséis posturas y llevado a cabo los dos ejercicios de respiración.

Precauciones

No deberías comer antes de practicar yoga, a no ser que quieras acabar con el estómago revuelto. Una buena norma consiste en dejar pasar tres horas antes de practicar yoga. Toma tu comida después de haber llevado a cabo tu sesión de yoga. Además, si estás intentando perder peso, te encontrarás con que no tienes tanta hambre tras haber completado tu sesión de yoga.

El hatha yoga no es aeróbic, por lo que al iniciar una postura o salir de ella, debes hacerlo muy lentamente. Recuerda que estás modificando la constitución de tu cuerpo. Además, al realizar correcciones para conseguir una postura perfecta, deberías realizar cambios minúsculos. Deberías tomarte el cómo aprendes estas posturas como si fueras un bebé que está aprendiendo a caminar. Estás dando pasitos de bebé.

Respiración

Cada postura tiene una forma concreta de respirar que constituye la respiración adecuada para esa postura. Yo llamo a eso la respiración *normal* para esa postura.

En primer lugar tenemos la respiración 80-20. En este método de respiración se inspira plenamente. Adopta la postura y espira el 20 por 100 del aire por la nariz con la boca cerrada. En las posturas que requieran una *respiración 80-20,* necesitarás oxígeno en los pulmones para llevarlas a cabo, de modo que puedas mantener una fuerza adecuada mientras realizas la postura.

En segundo lugar, tenemos la espiración de la respiración. En la respiración *espirativa,* inspirarás hondo y espirarás completamente al adoptar la postura. Mientras estés realizando la postura deberías seguir espirando.

Con cualquiera de las dos técnicas respiratorias, no deberías estar forzándote a ti mismo. Al principio, tu capacidad pulmonar no será la suficiente para sustentarte con los métodos de respiración que se acaban de comentar. Para evitar someter a tensión a los pulmones, lleva a cabo una inspiración cuando sea necesario y sigue con el método de respiración. A medida que tu capacidad pulmonar vaya mejorando y vaya mejorando también la adopción de tus posturas de yoga, te encontrarás con que seguir estos métodos de respiración es algo tan natural como llevar a cabo las posturas de yoga.

Ahora ya estás listo para partir. Así pues, da la vuelta a la página y empieza...

SERIE DE *PRANAYAMA*
Respiración profunda de pie

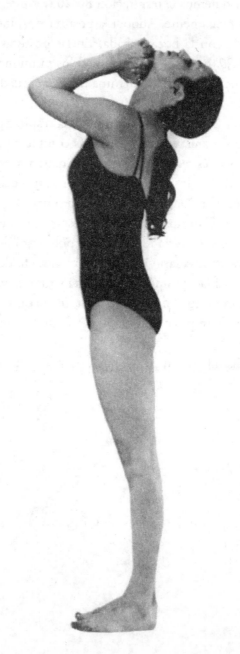

Janice Lynde

UNO

La habitación parece excesivamente caliente. Vacilas ante la puerta del vestidor, agarrando con fuerza tu toalla. Elaboras tu estrategia. Este tal Choudhury, del que todos tus amigos hablan maravillas, está sentado sobre un montón de almohadones en la parte delantera de la habitación. Varios alumnos están holgazaneando con él en esa pequeña isla, hablando, riendo y sirviéndose ellos mismos del surtido de caramelos, galletas, fruta y frutos secos. Él todavía no se ha dado cuenta de tu presencia.

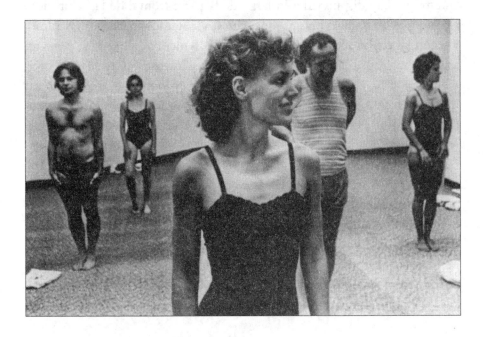

Y ojalá que no perciba tu presencia. Pasas de puntillas entre grupitos de alumnos que charlan hasta llegar al fondo de la sala, te colocas detrás de un tipo grande, alto y rubio y esperas. Las toallas están esparcidas por el alfombrado liso y limpio que cubre toda la estancia, con las toallas dejadas por sus propietarios en el suelo para delimitar su lugar favorito.

Te encontrarás con que el calor hace que los músculos se te distiendan y relajen, y te permite hacer los ejercicios de forma más fácil, ganándote así la aprobación de Bikram (y la tuya propia).

Por el momento, no obstante, estás sudando e irritable, preguntándote por qué has ido. También estás muy nervioso y avergonzado, porque todos te están mirando. El hecho de que estén todos actuando como si no fueran conscientes de tu presencia es una prueba de ello. Tiras, con incomodidad, de tus leotardos/bañador masculino. (Tiras de tu sujetador hacia abajo y vuelves a colocarte bien las medias por dentro, si llevas unos leotardos –lo que implica que eres una mujer– y observas, con sorpresa y censura, que la mayoría de las otras mujeres no lleva nada debajo de sus leotardos. Si llevas un bañador masculino –lo que implica que eres un hombre–, quizás sientas algo más, aparte de reprobación, ante esta observación).

Te colocas exactamente detrás de ese tipo grande que hay delante de ti, de modo que no tengas que verte reflejado en los espejos de cuerpo entero que hay dispuestos a lo largo de la parte frontal de la habitación, alterándote así todavía más, ya que, con tus leotardos/bañador masculino, y según las tablas actuariales, e independientemente de tu edad, *tienes* un aspecto horroroso. Los michelines que normalmente oculta tu ropa cotidiana son ahora dolorosa y claramente visibles, y lo mismo sucede con tus músculos fofos. Le echas otra mirada rápida a este tal Choudhury, dándote cuenta de que sus músculos parecen los de los esbozos anatómicos de Miguel Ángel.

Por tanto, te das cuenta, mientras miras a tu alrededor, de la musculatura de algunos de tus compañeros. Si no fuera por la presencia balsámica de una chiquilla de diez años, de un arrugado anciano bajito y de varias personas con un cuerpo rechoncho dispersas por toda la sala, jurarías que has entrado en una clase de nivel avanzado. Dicho esto, ves a unos alumnos con un cuerpo alto y esbelto en la primera fila, calentando con unos movimientos que asustan a aquéllos con poca elasticidad, y ahora *te das cuenta* de que has entrado en una clase de nivel avanzado. Horrorizado, tratas de recolocarte los músculos fofos y salir pitando de la sala, y en ese momento Choudhury se levanta y da unas palmadas.

—De acuerdo. Empezamos ya mismo.

Te quedas petrificado. A tu alrededor, la conversación cesa y los alumnos se deslizan hacia sus lugares favoritos.

—¿Quién es nuevo hoy? –Los ojos de Choudhury escudriñan la sala. Debe de tener una visión de rayos X–. Ajá. ¿Quién es esa persona que se esconde detrás de Reggie? ¿Por qué te escondes? Ven aquí, donde pueda verte… ¡Ooooooh! –Suena como si se hubiera encontrado a su perro envenenado–. Dios mío. Ya puedo ver por qué tienes que esconderte. Fíjate en ese cuerpo tan maltrecho. Qué bueno que acudiste a mí, yo arreglaré eso. Acércate. Ven, ven, ven. Aquí, a la segunda fila, aquí en medio, entre Shirley y Archie para que puedas verte bien en el espejo. Verse en el espejo es muy importante para un principiante. ¿Puedes verte? Bien. Simplemente fíjate en Shirley y hazlo como ella.

—¿Cómo te llamas? ¿Terry? Hola, Terry, encantado de conocerte. Yo soy Bikram. Pero ya tengo a otro Terry, así que te llamaré Terry Dos, ¿de acuerdo? ¿Has practicado yoga antes? Bueno, no te preocupes: en una semana, si vienes cada día, estarás al cien por cien, igual que todos mis alumnos. Sólo hay algunas cosas que debes saber antes de que empecemos. Las explicaré más tarde, y las repetiré una y otra vez durante la clase hasta que empieces a pensar que soy un robot con un disco rayado en mi tripa. Pero lo divertido es que no importa cuántas veces las diga, ya que la mitad de mis alumnos no escuchan.

—Eso es porque nuestros sentidos están insensibilizados por todo tu parloteo –dice una mujer de unos cuarenta y nueve años con una figura esbelta como la de una niña, un peinado ahuecado y una sonrisa sardónica–. Quizás deberías probar con calidad en lugar de con cantidad.

—No. Simplemente tengo que trabajar más duro para apretar esos tornillos sueltos que tienes en la cabeza, Florette. Siguen repiqueteando demasiado. Cada día de esta semana, Terry Dos, le he dicho a Florette que no vuelva a mi clase vestida con medias, y mírala. Los principiantes no pueden hacer bien los ejercicios sin las piernas desnudas y los pies descalzos. Sólo permito a mis alumnos muy avanzados que contravengan esta norma. Si vuelves a venir mañana con tus medias, Florette, no permitiré que participes en la clase. Esto no es un concurso de belleza, nadie va mirando a los demás aquí. No nos importa si tienes varices o celulitis en los muslos. Sólo nos importa que hagas el ejercicio.

—Por tanto, Terry Dos, eso es lo primero. Tienes que escuchar con los tres oídos y hacer *exactamente* lo que te diga. Pero no lo harás. Te diré que *te pongas en la postura lentamente* y lo harás deprisa. Te diré que mantengas la postura con *honestidad* y exactamente con todas tus fuerzas hasta que diga que pares, y harás trampas. Te diré que *salgas de la postura despacio,* y no que te dejes caer como un saco de trigo, y tú te dejarás caer. Te diré que respires de *forma normal* mientras te encuentras en la postura. Entonces te volveré a decir que respires de forma normal, y aun así aguantarás la respiración. Te diré que *no cierres los ojos* en ningún momento durante mi clase, y tú los cerrarás. Te diré que te *relajes* tantas veces que me quedaré afónico, y pese a eso estarás tenso y lucharás contra la postura. Te diré que *te concentres en un punto* y que *mantengas la postura como una estatua,* y te tambalearás como un patito de goma en el océano…

—Dios mío, Bikram, ¿por qué te molestas en decirnos todas esas cosas si ya sabes lo que haremos?

—No lo sé, Archie. Supongo que estoy loco. Estoy buscando a un alumno que acabe por escuchar, como ese griego que vagaba con una lámpara buscando a una mujer honesta.

—Creo que buscaba a un hombre honesto.

—¡Ah! Bueno, eso también está bien; pero la cosa más importante que te diré, Terry Dos, es que, como principiante, debes practicar yoga cada día. Todo el resto de las cosas, como el adoptar las posturas y salir de ellas lentamente, dedicarles todo tu esfuerzo honesto, respirar con normalidad, mantener los ojos abiertos todo el tiempo, incluso durante los períodos de descanso, relajarse, concentrarse, mantener la postura como una estatua… Lo perdonaré un poco si tengo que decirlo mil veces antes de que me oigas, pero no te perdonaré si no vienes cada día a clase durante por lo menos dos meses. Sólo el domingo no hace falta que practiques yoga. Sólo los locos hacen yoga los domingos. ¿A cuántos locos tengo en esta clase?

Casi todas las manos se alzaron.

—¿Lo ves? Nadie me escucha –se lamenta.

—Háblale a Terry Dos del Acumulativo, Bikram.

Bikram vuelve sus cálidos ojos marrones hacia la niña de diez años, una rubita bajita y esbelta:

—¿Por qué no se lo cuentas tú, Barbie?

Barbie se sonroja:

—No soy muy buena con las matemáticas.

—Tampoco lo es Bikram —dice Florette—. El Acumulativo es la contorsión de cifras más disparatada que he oído nunca.

—Entonces, ¿cómo es que funciona? —pregunta Barbie.

—Florette —dice Bikram—, ¿cómo eres tan mala con un nombre tan bonito y floral?

—Técnicamente —dice Archie—, incluso una venus atrapamoscas es una flor.

—Eh, chicos —dice Shirley—, no sé si los demás tenéis un empleo, pero se supone que tengo que estar en un ensayo en dos horas.

—De acuerdo. Te hablaré del Acumulativo más adelante, Terry Dos. Sólo tengo que decirte una cosa importante más antes de que empecemos. No hay nada que te vaya a pedir que hagas en esta clase que te vaya a hacer daño o provocar una lesión. Simplemente sigue mis instrucciones *al pie de la letra* y no te pasará nada. Incluso aunque estés convencido de que te vas a partir por la mitad o de que la cabeza se te caerá porque olvidaste atornillarla, no sucederá. Todos los alumnos principiantes están asustados, y ése es el mayor obstáculo que deberás superar para progresar. No te asustes, no temas, yo cuidaré de ti. ¿De acuerdo? Simplemente haz tanto como puedas con honestidad el primer día. No tienes por qué hacerte el héroe. Que lo hagas lo mejor posible es todo lo que pido. Ésa es la perfección en el yoga: hacerlo lo mejor posible de forma honesta en un día concreto.

»Por lo tanto, empezaremos con un ejercicio respiratorio. Esto sirve para incrementar la capacidad y la elasticidad de tus pulmones y para desplazar el oxígeno hacia tu torrente sanguíneo, para hacer que llegue a todos los rincones de tu cuerpo de forma que estén despiertos y listos para los otros ejercicios. En cualquier momento o lugar en el que te encuentres cansado y necesites energía, lleva a cabo este ejercicio respiratorio y tu vitalidad retornará. Observa ahora, te lo mostraré.

IDEAL

1 Debes estar de pie con los pies juntos, apuntando directamente hacia el espejo. Entrelaza los dedos de las manos. Eleva las manos, con las palmas juntas, coloca los nudillos firmemente bajo la barbilla y mantén los codos juntos. Mantendrás el contacto entre los nudillos y la barbilla en todo momento durante el ejercicio.

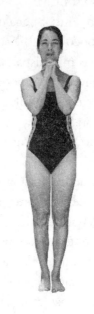

Respiración profunda de pie

REALIDAD

1 lo primero de lo que te darás cuenta acerca de la maniobra de estar de pie con los pies juntos es que no podrás llevarla a cabo. Tener los pies juntos implica tener los talones juntos y los huesos de los juanetes en contacto. Una vez tengas esto muy claro y te lo sigas recordando a ti mismo, los talones te responderán la mayor parte del tiempo, pero los dedos de los pies no lo harán. Se negarán a estar en contacto y dirigidos directamente hacia delante, ya que sentirás que te estás cayendo hacia un lado o el otro. Te verás tentado a extender los dedos para tener un mejor sostén, pero mantenlos juntos y no te asustes. No te caerás y pronto te sentirás cómodo en esta postura.

A partir de aquí, siempre que me dirija a ti para que coloques los pies juntos, ésta es la postura que quiero que adoptes.

la mayor parte de la gente puede entrelazar los dedos de las manos y colocarlos debajo de la barbilla sin grandes problemas, pero las cosas pueden ponerse peor. Evita el error frecuente de arquear o de separar las muñecas dirigiéndolas hacia arriba, dejando los codos colgando. Mantén las muñecas relajadas y hacia abajo, formando una línea recta desde los nudillos hasta los codos.

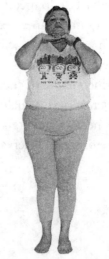

2 Mantén la boca cerrada e inspira profundamente por la nariz, pero respira, en realidad, con la garganta. En esta serie de respiración, la boca y la nariz son simplemente los conductos por los que el aire se desplaza hacia el interior de los pulmones o sale de ellos. Inspira lenta y firmemente tanto como sea posible mientras cuentas despacio hasta seis. Siente como si tus pulmones fueran un vaso de agua que estás llenando desde abajo hasta el borde. *Simultáneamente* con tu inspiración contando lentamente hasta seis, eleva los codos, como si fueran las alas de una gaviota, a cada lado de la cabeza (tu objetivo final será elevar los codos hasta que los antebrazos toquen las orejas) y, ejerciendo resistencia con los dedos, haz descender la barbilla hacia el interior del fondo de la «U» que formarán los brazos. No te inclines hacia delante, sino que, simplemente, haz descender la barbilla.

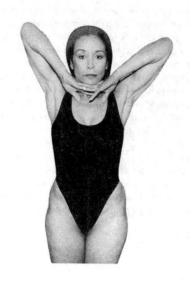

2 Te sorprenderás de ver que, tras haber contado sobre tres y medio, tu respiración se detendrá abruptamente. Estarás ahí conteniendo la respiración durante los siguientes segundos de la cuenta, sintiéndote un poco tonto y preocupándote por los brazos, que no parecen en absoluto las alas de una gaviota y que están lejos de tocar las orejas. No te desanimes si al principio no puedes elevar los brazos por encima de la altura de los hombros. Concéntrate en presionar con la barbilla contra los nudillos de forma tan firme que acaben por crujir, y esa flexibilidad en las articulaciones de los dedos te convertirá en una elegante gaviota antes de que te des cuenta.

En cuanto a la respiración, todo eso llegará cuando acabes comprendiendo lo que significa «respirar con la garganta». Si, al inspirar, sientes la inspiración en las narinas y emites un sonido como cuando olisqueas algo, no estarás usando la garganta. Para hacer que el aire llegue donde le corresponde, debes inspirarlo a un ritmo constante a través de la nariz hasta que la presión que conlleva fuerce un sonido como el de un ronqui-do en la parte posterior de la garganta. (De hecho, las primeras veces, será algo más que un sonido como el de un ronquido. Tómatelo con calma si una piara de lechones acude corriendo al confundirte con su madre. Te prometo que el sonido irá siendo menor una vez que los músculos de la garganta vayan volviéndose más flexibles).

IDEAL

3 Inmediatamente, y con un movimiento fluido una vez hayas contado hasta seis, abre la boca sólo un poco y deja que la espiración salga lenta y constantemente de ella mientras cuentas lentamente hasta seis, echando, *simultáneamente,* la cabeza hacia atrás todo lo que puedas, manteniendo los nudillos pegados a la barbilla y desplazando los brazos, las muñecas y los codos hacia delante de modo que se encuentren frente a la cara. Siente cómo, ahora, estás vaciando el vaso de agua, forzando la salida de cada gota. Mantén los dedos entrelazados y los nudillos pegados a la barbilla. Los codos, muñecas, brazos y cara (que estará mirando hacia arriba) formarán una línea recta paralela al techo.

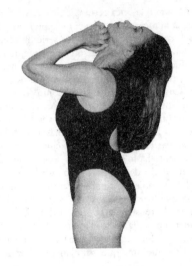

Respiración profunda de pie

REALIDAD

3 La espiración será todavía más desconcertante que la inspiración. Tendrás la cara muy roja, como si estuvieras sufriendo una apoplejía, cuando el poco aire que inspiraste no quiera salir. ¿Acaso es posible que estés en tan baja forma? la respuesta es: «Sí». (Si eres fumador y estás pensando en dejar el tabaco, este sorprendente vistazo a tus torturados pulmones puede que te dé el empujón que necesitas).

Para hacerlo bien, simplemente invierte el flujo del aire descrito antes, forzando lenta y constantemente que salga para que rebote contra ese punto del «ronquido» que se encuentra en la parte posterior de la garganta, debajo de la zona nasal, lo que permitirá que el aire encuentre su camino hacia el exterior por la boca ligeramente abierta. Al mismo tiempo, asegúrate de mantener pegadas las muñecas y los codos.

Puede que te marees o que te sientas aturdido al llegar a este punto, ya que la entrada repentina de oxígeno en la sangre fatigada puede tener el mismo efecto en el cerebro que tomar media docena de cócteles de champán con el estómago vacío. Asegúrate de no cerrar los ojos en ningún momento en la postura de la respiración profunda de pie o te desplomarás.

4 Ahora lleva a cabo nueve ciclos o repeticiones más de inspiración-espiración: diez en total. Al final del décimo ciclo, deja caer los brazos de forma natural a cada lado del cuerpo y descansa un momento.

5 Haz diez ciclos más.

4 Después de un par de inspiraciones y espiraciones, pensarás que te han llenado los brazos de plomo. Empezarás a hacer trampa levantando las muñecas y agitando los brazos. Al poco tiempo incluso las manos te pesarán y tendrás que esforzarte para que los nudillos sigan en contacto con la barbilla. Para entonces, los dedos de los pies se te habrán deslizado y los pies se separarán, las rodillas estarán flexionadas (y no necesariamente en la misma dirección) y mientras intentas corregir esos problemas, te olvidarás de que se suponía que la barbilla tenía que descender mientras los brazos ascendían y si estabas inspirando o espirando y por qué. Por fin comprenderás el significado de la palabra «eternidad», ya que seguro que habrás hecho más de diez repeticiones y aun así la clase proseguirá sin novedad alguna.

5 Parecerá que son cien repeticiones.

Beneficios

Debido a los hábitos sedentarios, la mayor parte de la gente utiliza sólo un 10 por 100 de sus pulmones y nunca permite que éstos alcancen la capacidad máxima de expansión que la Madre Naturaleza tenía pensada. Como resultado de ello son susceptibles al enfisema, al asma, a quedarse sin aliento y a varios otros problemas respiratorios. La postura de respiración profunda de pie te enseña a usar el 90 por 100 restante de tus pulmones.

Este ejercicio debería llevarse a cabo antes de cualquier tipo de actividad física. Como expande los pulmones hasta que alcanzan su capacidad máxima, incrementa la circulación sanguínea por todo el cuerpo, despertando todas las partes y preparando los músculos para la acción.

Apuntes de clase de Florette

¡Bienvenido a las minas de sal indias del Sr. Choudhury!

¿Sabes una cosa? No era el trabajo duro lo que me preocupaba mi primer día. Era... bueno, no sé si te lo vas a creer si me miras, pero antes tenía un sobrepeso de dieciocho kilos. ¡Dios mío! Tuve que echarle valor para caminar delante de estas personas, la mitad de ellos hombres, con unos leotardos. Para echar todavía más sal a mis heridas, me sentía más torpe que un elefante recién nacido. Decidí que no asistiría a una segunda clase, a pesar de que me sentía de maravilla después de la primera clase.

Luego, la mañana siguiente, al vestirme, vi que la pretina de mi falda me quedaba un poquito *suelta*. Por tanto, decidí que le daría a este sargento instructor una oportunidad. Me avendría a parecerle estúpida durante una hora y media si podía arreglarme de modo que me sintiera genial durante las veintidós horas y media restantes. Y así lo hizo, pero ahora es una persona imposible.

¡Silencio! Está listo para la postura de la media luna. ¡Lo que hace por la cintura!

ARDHA-CHANDRASANA CON PADA-HASTASANA
Postura de la media luna con la postura de manos a pies

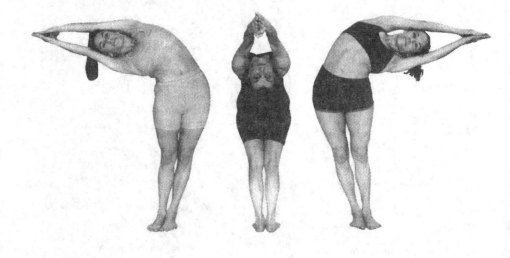

DOS

—La siguiente postura consiste, de hecho, en dos posturas distintas, pero como llevamos a cabo la postura de manos a pies sin una interrupción en medio, podéis pensar en ella como en la cuarta parte de la postura de la media luna cuando practiquéis en casa. —Los ojos de Bikram se posan sobre una mujer que se encuentra en la cuarta fila. Se parece mucho a Humpty Dumpty (el gran huevo de *Alicia en el país de las maravillas)–*. Practicad en casa, igual que hace Lavinia. Seguro que lo hace, ya que nunca la he visto en clase. ¿Practicas en casa, Lavinia?

Lavinia mantiene la cara de alguien bien versado en ignorar lo que no desea considerar.

—No, pero estuve aquí el jueves pasado. Vengo cada jueves.

—¿Qué quieres, que la clase te aplauda? No aplaudimos por cada jueves. Venir cada jueves no es suficiente. ¿Qué pasa con el viernes, y el lunes y el resto de los días? ¿Qué tienes en contra de ellos?

—Estoy demasiado ocupada.

—¿Acaso crees que el resto de mis alumnos son millonarios jubilados? Si fuera así cobraría lo que debiera por cada clase: una onza de oro puro de veinticuatro quilates, y entonces sería un hombre rico y también me jubilaría. Fíjate en Reggie: trabaja en la bolsa para ganarse la vida y tiene que llegar cada día a su oficina a las seis de la mañana para examinar la cinta de la teleimpresora con los valores de las acciones, o lo que haga; pero ha venido aquí cada día durante cuatro meses ¡Cada día! Bueno, ahora que lo recuerdo, no vino tres días. Creo que sus perros murieron y tuvo que asistir a los funerales o algo así. Tiene muchos perros, pero le perdonaremos eso. ¿Cuántos kilos has perdido ya, Reggie?

—Dieciséis kilos.

—¿Eso es todo? Parecen más. Creo que también has rejuvenecido diez años. Lavinia también quiere perder dieciséis kilos y rejuvenecer diez años y ser como una fotografía de Dorian Gray, como el resto de mis alumnos. Por lo tanto, ahora mismo está proponiéndose venir cada día durante dos meses, ¿verdad? Niega con la cabeza. Qué mujer tan testaruda. Debe ser una tauro.

—El jueves es el único día que puedo venir. Tengo una familia de la que cuidar.

—Pobre familia, ¿saben que no los quieres? Oh, puedo ver que eso te asusta. Crees que los *quieres:* mira lo bien que cuidas de ellos, crees tú, mira cómo te sacrificas. ¿Qué edad tienes, Lavinia?

—Treinta y cinco.

—Cariño, tengo que decirte que parece que tengas cincuenta años. Y tu cuerpo actúa como si tuvieras sesenta. Lo siento, pero de mí sólo obtendrás la verdad. No estoy aquí para ponerte las cosas fáciles y para decirte lo que quieres oír. Estoy aquí para salvarte la vida. En ningún momento de tu vida, Lavinia, aunque vivas cien años, encontrarás a alguien que te quiera más que yo. Si no te quisiera, ni me molestaría en ser desagradable contigo cada jueves. Estás permitiendo que la grasa te obstruya el corazón y todas las arterias. Estás dejando que los músculos se te conviertan en chatarra, y tu energía se escapa como si lo hiciera a través de un tamiz. Las articulaciones se te están volviendo de hormigón y pronto padecerás artritis.

»¿Acaso no es ése un bonito regalo para tu familia? Qué contentos van a estar con todas las facturas médicas que van a tener que pagar porque eres perezosa y vieja antes de tiempo. Piensa en lo satisfechos que se sentirán tus hijos cuando estés senil con sesenta y cinco años porque la sangre no te llegue al cerebro.

»¿Crees que es amor lo que estás dando, Lavinia? ¿Convirtiéndote en un trozo de chatarra? Si de verdad quieres *cuidar* de tu familia y mostrarle cuánto la quieres, lo primero que tienes que hacer es *cuidarte* y *quererte.* Si no te quieres ni cuidas del cuerpo que tu dios te dio, tampoco serás capaz de querer a nadie más nunca. No, Lavinia, no uses a tu familia como excusa por tu pereza. El mejor regalo y el más amoroso para tu familia consistiría en que vinieras aquí cada día durante dos meses y que hicieras que tu cuerpo y tu mente se volvieran jóvenes y flexibles y recuperaran su belleza. No, me equivoco: el *mejor* regalo sería que consiguieras que tu familia viniera aquí contigo, como en el caso de Charlotte, aquí al lado. ¿Ves a ese hombre que se esconde en la fila de atrás? Es el marido de Charlotte. Era un tozudo y un debilucho de cuarenta kilos, pero acabó viniendo a clase con ella y ahora parece Tarzán y es un hombre feliz, ¿verdad Charlie?

Charlie, que tiene cuarenta años y un cuerpo esbelto, sonríe:

—Lo que tú digas, Bikram.

—Puedes apostar lo que quieras, pero no tienes por qué decirlo. Cada vez que llevas a cabo la postura de cabeza a rodilla de pie y sientes un maravilloso dolor en tus piernas, sólo tengo que verte la cara para saber que eres *inmensamente* feliz.

—Bikram –pregunta Lavinia fríamente–, ¿quién quiere implicarse en algo que va a tener que hacer durante hora y media cada día durante el resto de su vida?

—¿Quién te ha dicho eso? ¿Acaso te he dicho yo eso alguna vez? Cualquiera que te diga que tienes que practicar yoga cada día durante el resto de tu vida o que él lleva a cabo toda una serie de posturas de yoga cada día y que lleva haciéndolo desde hace años está loco, es un santo o es las dos cosas a la vez. La gente normal, como nosotros, nos preocupamos porque el sistema de eliminación de basuras no funciona, porque la patrulla de exploradores de nuestro hijo va a celebrar una merienda campestre, porque van a poner una película buena en la televisión: cosas importantes como éstas. Por lo tanto, algunos días no podemos practicar yoga. Eso está perfectamente bien si, para empezar, has realizado tu yoga bien. Naturalmente, cuanto más lo practiques, mejor salud mental y física tendrás; y si padeces algún trastorno médico, como problemas de espalda o artritis o simplemente los achaques propios de la vejez, que el yoga mantiene alejados, deberás practicar yoga con bastante regularidad o esos problemas volverán.

»Pero el resto, una vez lo hemos aprendido, una vez que hemos estimulado las articulaciones y los músculos, los ligamentos, la columna vertebral y el nervio ciático son flexibles y están ejercitados, podemos relajarnos un poco y hacer yoga sólo dos o tres veces por semana, o quizás llevar a cabo sólo media serie si tenemos prisa. Media serie (hacer cada ejercicio sólo una vez) lleva sólo treinta minutos si no tenéis que preocuparos con todo mi parloteo y mi charla. Nadie está tan ocupado como para no poder hacer ejercicio treinta minutos al día. Y cualquier cantidad de yoga que practiquemos va a proporcionarnos algún beneficio.

»El yoga es acumulativo, ¿sabes, Terry Dos? Por eso siempre soy desagradable con Lavinia. No está avanzando y está tirando su dinero. El primer jueves que vino es como si hubiera conseguido cinco puntos positivos para su cuerpo. Si hubiera vuelto al día siguiente habría obtenido cinco puntos más; y como no habría gastado los cinco puntos del primer día (serían como un ladrillo para construir una casa) empezaría con cinco puntos, en lugar de con cero. Por lo tanto, al final del segundo día ya habría acumulado diez puntos: cinco del primer día más cinco del segundo día. Al final del tercer día habría acumulado quince puntos.

»Pero si no viene el segundo día, perderá tres de esos cinco puntos, y al siguiente día dos más. Por lo tanto, el próximo jueves empezará desde cero, excepto porque su cuerpo sigue recordando estar agarrotado e irritado después del jueves pasado, por lo que tiene que trabajar el doble para volver al punto en que se encontraba cuando comenzó. Su cuerpo apenas está obteniendo beneficios o cambios y no está consiguiendo satisfacción. Pronto se desanimará y lo dejará y me llamará ladrón por robarle su dinero.

»No intento hacerme rico gritando a los principiantes que vengan cada día. Que vengan o no, no va a hacerme rico. Lo que me hace rico es ver cómo la gente pierde peso, se quita años de encima, tonifica sus músculos, adquiere vitalidad y una buena salud y consigue unas rodillas flexibles como Francis y una espalda que trabaja como la de Archie, no sufre reumatismo, da a luz con facilidad y tiene un cerebro que no traquetea.

»Lo que os estoy diciendo es que la única forma en que vais a aprender yoga (además de ser la mejor y la más fácil) consiste en practicarlo con honestidad y cada día cuando seáis unos principiantes. Una vez que alcancéis un nivel muy avanzado, como Leslie, entonces podréis practicarlo dos o tres veces por semana, o incluso dejarlo durante todo un mes pero, pese a ello, recuperar vuestros puntos, porque ya tendréis muchos puntos acumulativos guardados en vuestro cuerpo, como si fueran dinero en el banco.

—Hasta entonces, pensad en el Acumulativo y empezad a sumar puntos. Terry Dos, no intentes hacer cálculos, ya que calcular no va a hacer que creas. Justo ahora, al igual que todos los principiantes, crees que es a mí al que le falta algún tornillo, pero si haces las cosas como te digo, en algunas semanas estarás explicando lo mismo a tus amigos.

»De acuerdo. Por favor, empecemos…

Ardha-Chandrasana con *Pada-Hastasana*
IDEAL

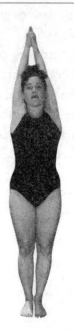

1 Ponte de pie con los pies juntos. Estira las manos por encima de la cabeza, levantándolas a cada lado del cuerpo, como si fueras un ave del paraíso elevando las alas. Entrelaza los dedos con un agarre firme. Libera los índices. Pon completamente rectos los brazos, bloquea los codos, aprieta los brazos contra las orejas y estírate hacia arriba tanto como puedas. Deberías parecer la aguja de una iglesia. Mantén la cabeza elevada, la barbilla separada unos siete centímetros del pecho (es lo mínimo para un principiante) y mantén los brazos fuertemente pegados a las orejas en todo momento. Inspira durante las tres primeras partes y espira durante la última parte.

Postura de la media luna con la postura de manos a pies
REALIDAD

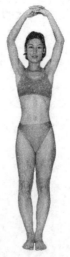

1 A no ser que tengas la suerte de ser como un espagueti cocido, tu intento por elevar los brazos por encima de la cabeza y que parezcan la aguja de una iglesia será tan complicado como inspirar y espirar hasta haber contado hasta seis.

El problema más frecuente es que una vez que hayas conseguido unir las palmas de las manos, poner los codos rectos y apretar los brazos contra las orejas, te encontrarás con que la barbilla está incrustada contra el pecho (en lugar de encontrarse a una distancia de unos siete centímetros), que los músculos del cuello no parecen capaces de elevar la barbilla y que la aguja de la iglesia parece más bien la torre de Pisa, apuntando hacia los espejos y no hacia el techo.

Los intentos por corregir la estructura provocan varios efectos cómicos, el más común de los cuales es que, de algún modo, intentarás desplazar los hombros hacia atrás y así apuntar con los brazos casi hacia el techo, mientras la cabeza rehúsa moverse, colgando hacia delante vergonzosamente como si estuviera saliendo a través de un cepo. Independientemente del estado en el que se encuentren tus músculos, te parecerás a uno de los «monstruos sin cuello» de Tennessee Williams. Pero sigue esforzándote: el progreso será rápido si lo haces.

2 Mira a un punto que esté justo enfrente de ti. Estira el torso hacia el techo tanto como puedas y, sin doblar los brazos ni las piernas, flexiona el cuerpo directamente hacia la derecha tanto como te sea posible. Mantén todo tu cuerpo señalando hacia delante. Si la parte superior del cuerpo empieza a girarse hacia la derecha, echa el hombro izquierdo hacia atrás y el derecho hacia delante. Mantén los brazos rectos, los codos extendidos y la barbilla a unos siete centímetros del pecho.

Simultáneamente, echa las caderas directamente hacia la izquierda al máximo. Siente el magnífico estiramiento a lo largo del lado izquierdo del cuerpo. Mira hacia el espejo y comprueba que el lado izquierdo del cuerpo esté formando una media luna perfecta y que forme una línea continua. (Si eres delgado parecerá que desapareces si te colocas detrás de un tronco fino).

Estírate un poco más, respirando en un proporción de 80-20 y permanece en la postura durante diez segundos enteros. ¡La parte derecha de tu cuerpo nunca habrá sido tan feliz!

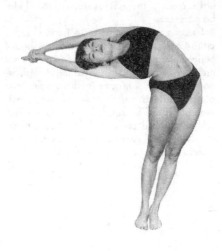

2 ¿Te sientes como un monstruo sin *cintura*? A modo de consuelo, todos, independientemente de su estado de forma, tienen bastantes problemas con esta postura al principio. Lo que se te pide que hagas parece tremendamente sencillo, al tiempo que involucra prácticamente cada articulación, músculo y tendón de los brazos, el cuello, el torso, las caderas y las piernas.

La dificultad para levantar la aguja de la iglesia y mantenerla recta y perfecta suele eclipsar al resto de las posturas de la media luna y de manos a pies los primeros días. Sin embargo, empezarás con ventaja con respecto a todo lo demás si reconoces desde el primer momento que, pese a que parezca y te digan lo contrario, éstas no son, en esencia, posturas de *flexión*, sino de *estiramiento*. (Todo el yoga consiste, en esencia, en estirar, y esto es algo que mencionaré una y otra vez).

Para ayudarte a captar lo que estoy diciendo, una vez que hayas levantado la aguja de la iglesia y tengas la barbilla lo más levantada posible, balancea las caderas directamente hacia la izquierda *antes* de hacer ninguna otra cosa. Nota el estiramiento inmediato en la cadera izquierda. Empuja las caderas todavía más hacia la izquierda. ¿Lo ves? En realidad no te estás flexionando en absoluto, sino simplemente contrapesando el peso entre el torso y las caderas.

Para evitar caer hacia la izquierda al hacer esto, debes estirar el torso y los brazos con más y más fuerza hacia arriba y hacia la derecha. Cuanto más se desplacen las caderas hacia la izquierda, más deberán estirarse los brazos hacia la derecha y más parecerá que te estás doblando. A pesar de ello, de hecho sólo has movido las caderas.

Si puedes estirarte de esta manera sólo *un par de centímetros* hacia un lado el primer día, ya estarás muy por delante del tipo que se descompone a la altura de las caderas, gira el cuerpo y lo flexiona hasta quedar a mitad de camino del suelo. Él no habrá conseguido nada, mientras que mañana *tú* estirarás unos cinco centímetros más, y cada vez más, y en una semana estarás realizando una media luna muy decente y probablemente hayas perdido algún centímetro de cintura.

IDEAL

3 Vuelve lentamente a la posición central, manteniendo la aguja de la iglesia hacia arriba como si fueras Atlas sosteniendo el globo terráqueo.

Una vez más, eleva el torso hacia el techo tanto como puedas, manteniendo los brazos perfectamente rectos y apretados contra las orejas, los codos rectos, las palmas de las manos planas, los pulgares cerrados y mantén la posición firmemente. Flexiona el cuerpo suavemente hacia la izquierda todo lo posible, echando las caderas hacia la derecha al máximo. No gires el cuerpo. Permanece como una estatua hasta haber contado hasta diez.

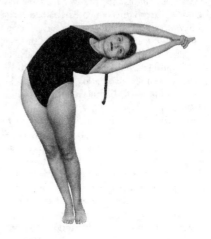

Postura de la media luna con la postura de manos a pies

REALIDAD

3 Esto es, por supuesto, una imagen especular de lo que hiciste hacia el lado derecho. Y aquí empezará a ponerse de manifiesto un hecho curioso. Siempre serás mejor haciendo las cosas con un lado que con el otro, pero se tratará de un lado diferente en cada postura, ya que somos unos seres asimétricos.

Ahora hablaremos un poco sobre el «permanecer como una estatua» hasta contar hasta diez. Los ejercicios reciben el nombre de «posturas» por una buena razón. El objetivo es llegar al estiramiento máximo que seas capaz de llevar a cabo

un día dado y luego mantener esa posición durante diez segundos. A continuación te relajarás para permitir que la sangre circule y se normalice, y luego volverás a efectuar el estiramiento. De esta alternancia se deriva el beneficio. Por tanto no avances y te retires como un cachorro nervioso, sino más bien quédate quieto, con la posición fija, como un perro pointer.

Internamente, no obstante, estírate de manera más firme en la postura ideal a cada segundo que pase, y siempre, al alcanzar la cuenta de diez, llévala un poco más allá de forma activa.

4 Vuelve de nuevo a la posición central y endereza la aguja de la iglesia para la tercera parte de la postura, que consiste en flexionar la espalda hacia atrás. Eleva el torso, como apartándolo de las caderas, inspira y aguanta la respiración y echa lentamente la cabeza hacia atrás tanto como puedas. Simplemente deja que se desplace, lentamente, recta hacia atrás.

Dobla despacio los brazos y el cuerpo hacia atrás tanto como puedas, manteniendo los brazos rectos. Ahora respira en una proporción de 80-20.

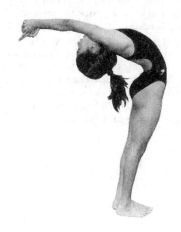

4 Te verás tentado a emitir muchos gruñidos y quejidos en este momento. Adelante. Jadea, balbucea, bufa, grazna, resopla y solloza si quieres. Aparte de asegurarte de *respirar* de vez en cuando, el ruido te hará compañía, incrementará tu sensación de martirio y por tanto de santurronería, impresionarás a tu familia y amigos con tus valientes esfuerzos e incluso impresionarás a los vecinos si gimes lo suficientemente alto.

«Simplemente deja ir tu cabeza» parece algo sencillo, excepto porque no parecerá *ir* hacia atrás. Esto se debe más a tu tensión y a tu timidez que a unos músculos agarrotados. Seguro que te vas a romper (eso temes), y si permites que la cabeza retroceda demasiado hacia atrás, se te caerá porque olvidaste atornillarla.

Relájate. Concentra tu atención en la base del cuello y permite que se deje ir en ese punto. Y más. Sigues luchando contra ello y todos los músculos de alrededor están tensos. El doblar la espalda no será ni la mitad de difícil o incómodo si simplemente te relajas.

Esta parte de la media luna requiere, de hecho, de flexión junto con el estiramiento, o si no nunca lo conseguirás, pero intenta mantener la imagen mental del «estiramiento» por encima de la de la «flexión».

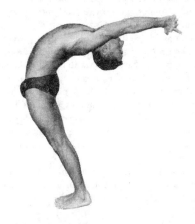

IDEAL

5 Echa los muslos, el estómago y las caderas hacia delante tanto como sea posible. Puedes flexionar las rodillas un poco a modo de ayuda. Eso no es algo que me preocupe. Empuja más hacia delante y flexiónate más hacia atrás. Se supone que te va a doler un poco en la región lumbar, pero es un dolor bueno, así que no permitas que te asuste. Deberías asentar el sobre los talones. Intenta caer hacia atrás, pero detente justo antes de caer. Respira en una proporción de 80-20 y permanece como una estatua hasta contar hasta diez.

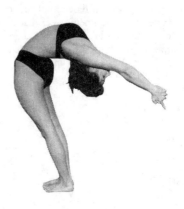

Postura de la media luna con la postura de manos a pies

REALIDAD

5 Si eres como la mayoría de las personas no llegarás demasiado lejos el primer par de días. Si flexionas las rodillas tal y como te he sugerido, mantén los pies y las rodillas pegados y señalando hacia delante. Finalmente, *tu* región de los hombros se desplazará hacia atrás toda esa distancia, de modo que se podría colocar una bandeja sobre tu pecho y se mantendría paralela al suelo.

Para alcanzar esta flexibilidad ideal, debemos reconocer y utilizar un segundo punto de relajación: cuando hayas alcanzado la fase en la que, sencillamente, no parezca que puedas estirarte o doblarte más hacia atrás, dirige tu atención hacia la región lumbar. Nota como los músculos de esa zona forman unos nudos terribles. Reúne coraje, renueva tu esfuerzo por empujar las caderas y los muslos hacia delante y simplemente *déjate ir* en esta región.

Lo más probable es que la sensación «exquisita» que recibas te provoque un llanto que haga que la policía acuda corriendo; pero no te asustes: nada se ha roto y lo conseguirás, farfullando y balbuciendo lleno de euforia y ansioso por demostrar tu nueva agilidad a cualquier alma desafortunada a la que puedas retener durante dos minutos.

En cualquier postura, el triunfo llegará cuando aprendas no qué tensar sino qué *relajar*. No obstante, esa relajación es muy complicada de conseguir debido al miedo, tan normal, a hacerte daño. Date cuenta, no obstante, de que la relajación no sólo es la clave para llevar a cabo las posturas, sino que también es la forma de que te asegures de que no te harás daño. (Fíjate en los bebés, que en ocasiones se caen por la ventana desde un tercer piso y simplemente rebotan contra el suelo de lo relajados que están, y los borrachos, que rara vez parecen hacerse daño, independientemente de aquello contra lo que se golpeen).

6 Vuelve, lentamente, a la posición inicial, manteniendo los brazos por encima de la cabeza, los codos rectos, las palmas de las manos juntas y los pulgares entrelazados.

Ahora vamos a llevar a cabo la postura de *Pada-Hastasana* o de manos a pies.

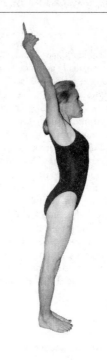

6 Probablemente te sentirás mareado al llegar a este punto y desearás que la aguja de la iglesia se desmorone y reposar las manos sobre la cabeza, pero no cedas (y demos gracias a Dios de que la estatua de la libertad esté hecha de materiales más duros que nosotros, los mortales).

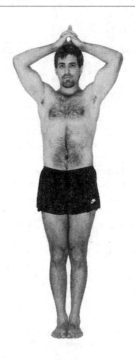

IDEAL

7 Ten los pies bien juntos, eleva el torso, asegurándote de que la aguja de la iglesia siga apuntando hacia el cielo y no cayéndose sobre los pobres feligreses. Ahora flexiona el cuerpo partiendo de la articulación de las caderas, formando un conjunto desde las puntas de los dedos de las manos hasta las nalgas con las piernas rectas y la barbilla separada del pecho y una aguja de la iglesia perfecta. Desciende, de esta manera, tanto como puedas.

Cuando ya no puedas mantener las piernas rectas, relájate por completo, flexiona las rodillas y extiende los brazos alrededor de las piernas, sujetándote los talones con las manos, con los pulgares y los índices tocando el suelo. Flexiona los codos y presiona con toda la cara interior de los antebrazos contra la parte posterior de las pantorrillas. Tu objetivo consiste en acabar por hacer que los codos se toquen por detrás de las piernas.

Ahora estira el cuerpo tanto como puedas en dirección hacia el suelo, relajando el coxis. Haz que el vientre contacte con los muslos, la barbilla con las rodillas y la cara con la parte de las piernas que queda por debajo de las rodillas, sin que pase la luz a través de las piernas. Tu objetivo consiste en tocarte los dedos de los pies con la frente. Mantén los ojos abiertos.

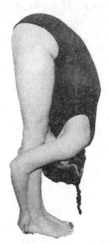

Postura de la media luna con la postura de manos a pies

REALIDAD

7 Siente el mayor estiramiento en la zona del coxis, en la base de la columna vertebral (recuerda que ésa es la zona en la que nuestros antepasados tenían una cola). Incrementa el estiramiento echando cada vez más hacia atrás el trasero mientras mantienes la espalda, los brazos y las piernas lo más rectos que sea posible.

Si eres principiante, permite que las rodillas se flexionen tanto como sea necesario para poder cogerte los talones desde detrás, manteniendo los pies juntos, por supuesto. Tu centro de atención sigue encontrándose en el coxis. Te relajarás hacia abajo a partir de ese punto. Este hecho es importante porque el objetivo de esta postura consiste en formar una navaja que esté de pie. ¿Cómo funciona una navaja?: con una junta giratoria. En tu cuerpo, esa junta giratoria es la zona del coxis, donde deberás soltarte y relajarte.

Algunos de vosotros no podréis llegar hasta los talones el primer día, independientemente de cuán intensamente lo intentéis. No os desaniméis: no estáis solos. Al cabo de algunos días eso dejará de suponer un problema.

Mientras posas el cuerpo contra las piernas, flexiona las rodillas todavía más si tienes que hacerlo. Si no puedes hacer que el cuerpo toque las rodillas, independientemente de cuánto lo flexiones, entonces haz todo lo que puedas para tocarte las rodillas con la frente.

8 Ahora endereza las piernas tanto como puedas. ¡Bien rectas! ¡Deja las rodillas bien extendidas y fijas! ¡Inténtalo con más fuerza! Concéntrate en la espiración mientras respiras. Tira de los talones con todas tus fuerzas y eleva las caderas hacia el techo, con los antebrazos todavía presionando contra las pantorrillas, con la cabeza estirándose hacia los dedos de los pies. Visto desde el lado, deberías parecer un bocadillo japonés de jamón: no se podrá ver pasar la luz en ningún punto. Ya sé que sentirás dolor en la parte posterior de las rodillas: haz que duela todavía más. Es un dolor estupendo. ¡Venga! Todos debemos parecer espirituales y espirar, manteniendo la postura hasta haber contado hasta diez.

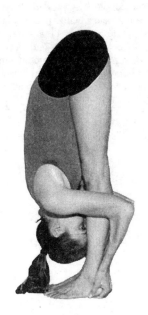

8 lamentablemente, nada conseguirá el fortalecimiento máximo de tus piernas excepto la determinación, día tras día, y mucha fortaleza. Intenta concentrarte en elevar las caderas en lugar de en el enderezamiento, y agita o haz que vibren las caderas una vez te encuentres sujetándote los talones. Esta vibración relaja los músculos y te permite estirarte más y con más facilidad.

Debido al dolor que sentirás en la parte posterior de las piernas mientras intentas enderezarlas, éste parece el momento adecuado para hablar sobre el dolor. En primer lugar, no estoy hablando del dolor propio de una lesión, la enfermedad o una dolencia, sino que hablo del paso que va más allá de la molestia: algo a lo que estarás dispuesto a someterte para obtener un buen resultado. (El primer buen resultado es que en cuanto finalices el ejercicio, el dolor desaparecerá). Este tipo de dolor es normal, esperable y bueno. Consiste, meramente, en que tu cuerpo perezoso y sin flexibilidad protesta ante la repentina llamada a la acción; pero si padeces un problema médico concreto, lee el apéndice sobre las advertencias médicas para buscar sugerencias concretas.

El yoga no te pide ni te recomienda que seas un héroe o un masoquista. Sólo pide que vayas tan lejos como puedas ese día, que lo intentes de la forma más honesta posible en ese momento. Por tanto, como norma general, estira ante cualquier dolor, para antes de llegar a su umbral y mantén la postura en ese punto. Cada día en el que tengas éxito deberás perseguir el dolor más y más hasta alcanzarlo.

Mientras te vas familiarizando con las posturas y con las reacciones de tu cuerpo ante él, aprenderás lo que es meramente pereza (el simple hecho de que el cuerpo necesita ser animado y seguir adelante) y en qué punto detenerte.

IDEAL

9 Suelta los talones y asciende lentamente, de forma exactamente inversa a la manera en la que descendiste. Llega hasta la posición central de inicio con la aguja de la iglesia apuntando, una vez más, hermosamente hacia el cielo. Ahora haz descender los brazos lentamente hacia los lados como un ave elegante que baja las alas.

10 Descansa un momento, con los brazos relajados a cada lado del cuerpo, y las piernas y los pies también relajados. Luego repite cada una de las partes de la postura de la media luna y la de manos a pies, aguantando diez segundos a cada lado, por detrás y por delante. (A esto le damos el nombre de «segunda serie»). Luego vuelve a reposar.

Postura de la media luna con la postura de manos a pies

REALIDAD

9 No te vengas abajo cuando vuelvas a la posición central, ya que sería algo muy poco digno.

Además, el régimen de salir de las posiciones lenta y elegantemente incrementa tu resistencia física y tu disciplina. Recuerda que no te pido que hagas nada sin un propósito real, porque pese a parecer loca, mi acción tiene un objetivo.

10 Anímate. Aparte de haber calentado tus músculos, la primera serie probablemente te habrá dejado exhausto hasta alcanzar un estado de *relajación*. Por lo tanto, tu segunda serie la llevarás a cabo un poco mejor y, como consecuencia de ello, sentiremos la retroalimentación automática del yoga y sus recompensas instantáneas. Empezarás a comprender, realmente, las «recompensas instantáneas» al segundo día, cuando seas capaz de hacer una docena de cosas que no fuiste capaz de hacer el primer día. El tercer día, los pequeños triunfos serán todavía más. El yoga nunca deja de recompensar el esfuerzo honesto, y lo hace con una inmediatez del que ningún otro ejercicio, deporte o disciplina puede vanagloriarse.

Y el día en que, finalmente, esas piernas empiecen a estar rectas y estés ahí, de pie, habiendo logrado lo «imposible», las palabras no podrán describir el triunfo, la euforia y la satisfacción, la sensación de un logro brillante, de confianza en ti mismo y en tu propia valía que serán tuyos.

Beneficios

La postura de la media luna aporta una energía y una vitalidad rápidas; mejora y fortalece cada músculo de la parte central del cuerpo, especialmente en el abdomen; incrementa la flexibilidad de la columna vertebral; corrige la mala postura; potencia el correcto funcionamiento de los riñones y ayuda a prevenir el agrandamiento del hígado y el bazo, la dispepsia y el estreñimiento, incrementa la fuerza de los músculos recto mayor del abdomen, dorsal ancho, oblicuos del abdomen, deltoides y trapecio.

La postura de manos a pies incrementa la flexibilidad de la columna vertebral y de los nervios ciáticos y de la mayor parte de los tendones y los ligamentos de las piernas, y fortalece el bíceps femoral y los gemelos. También mejora enormemente la circulación sanguínea en las piernas y hacia el cerebro, y fortalece los músculos recto del abdomen, glúteo mayor, abdominales oblicuos, deltoides y trapecio.

Ambas posturas reafirman y estilizan la cintura, las caderas, el abdomen, las nalgas y los muslos.

Apuntes de clase de Hilda

La postura de manos a pies me abrió los ojos de verdad. Cuando intentaba elevar mis manos por encima de mi cabeza y formar la aguja de la iglesia, pude sentir mis muchos años. Sabía dónde se encontraba la artritis, y *por qué*. La sentía en la columna vertebral, en las articulaciones y en la estructura ósea mucho más que en los músculos o los órganos. Ésa es la falta de flexibilidad que permitimos que desarrolle nuestro cuerpo, independientemente de la buena forma en la que creamos que estamos, e independientemente de nuestra edad. Todos, incluso siendo niños, permitimos que nuestros hombros se encorven, y cuantos más años permitamos que estén encorvados más se encorvarán esto y la columna vertebral; los hombros y, por último, las articulaciones del cuerpo parecerán «como el cemento», tal y como dice Bikram: una pieza inflexible y oxidada de la cabeza a los pies.

Verás: el yoga es una gran lata de aceite. Es así de sencillo. Después de seis meses de yoga tengo más agilidad que cuando tenía veinticinco años. Incluso mi piel se ha reafirmado y está más hidratada. En cuanto a la artritis, rara vez la siento ya si practico yoga algunas veces por semana.

¿Qué edad tengo? *No tengo edad*. Eso es lo que el yoga hace por ti.

La próxima postura, que es la postura incómoda, trabaja principalmente los músculos y el equilibrio, pero estate atento también a la lubricación que proporciona a las articulaciones de tus rodillas, de tus tobillos e incluso de los dedos de tus pies. No se puede *carecer de articulaciones* si se quiere *no tener edad*.

UTKATASANA
Postura incómoda

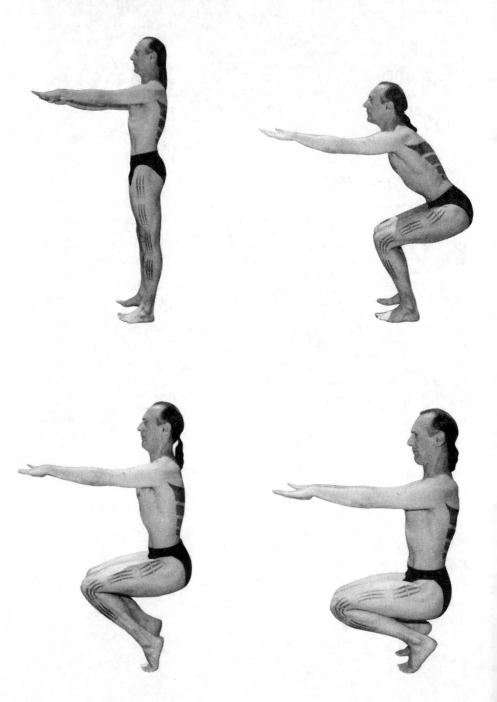

TRES

—¡Hola, Bertha! ¿Por qué llegas siempre tarde? Venga, date prisa, que ya casi hemos acabado con la postura de la media luna. Cada día sale de casa cinco minutos antes, o por lo menos eso es lo que me dice, y pese a ello siempre llega cinco minutos tarde. Hay un túnel del tiempo entre su casa y este lugar, ¿veis?, pero yo creo que el túnel del tiempo está localizado en el cerebro de Bertha.

»¿Sabes cuál era el castigo por llegar tarde cuando yo era estudiante? El castigo consistía en sentarse a un lado y simplemente observar la clase, sin participar. Ya sé, Terry Dos, que sentarse a un lado sería algo agradable en este preciso momento. Está bien. Aprenderéis qué es el castigo y qué es la recompensa en este mundo. Nada de lo que obtengáis será bueno a no ser que llevéis a cabo un esfuerzo honesto por ello, y no podréis conocer lo espiritual hasta que controléis lo físico.

»En eso consiste este hatha yoga que os estoy enseñando. Aprenderéis a controlar lo físico y tendréis una buena salud mental y física, de modo que no tengáis que salir corriendo al médico ni ir lloriqueando a vuestra familia, pensando en pequeño y teniendo en cuenta vuestros dolores, achaques, resfriados y los tornillos sueltos en vuestro cerebro. El hatha yoga te enseña a tiranizar a tu cuerpo y a convertirlo en tu esclavo, de modo que no sea tu cuerpo el que te tiranice a ti y haga que tú seas su esclavo. Sólo entonces, cuando podáis controlar lo físico, podréis empezar a conocer a Dios.

»No hay ninguna actividad física en el mundo que ejercite el cien por cien de tu cuerpo excepto esta serie de yoga que os estoy proporcionando. Corriendo se llega a alrededor del diez por ciento, con el tenis al quince por ciento, con la natación al quince por ciento y con el *ballet* a un treinta por ciento: ninguno de ellos consigue el cien por cien excepto esta serie de yoga. Cuando salgáis de clase, por primera vez en vuestra vida, cada órgano, articulación, músculo, tendón, nervio y ligamento, todo, se verá ejercitado y repleto de sangre fresca y rica en oxígeno. En este preciso momento pensáis que os arrastraréis hasta vuestra casa. Os garantizo que os devolveré el dinero si no volvéis flotando a vuestro hogar. Pensaréis que sois Mary Poppins y tendréis que agarraros a las farolas para no salir volando.

»¡Venga Bertha! Siempre tengo dejar en espera la postura incómoda por ti. Charlie, apártate un poco y déjale sitio a Bertha.

»Estos ejercicios de yoga son para el cien por cien del cuerpo, Terry Dos, y no necesitas una piscina, una pista de tenis o un material caro, o años de entrenamiento, y ni siquiera un profesor frente a ti. No es necesario que seáis elegantes, que tengáis talento o que seáis atléticos. Lo único necesario sois vosotros, un poco de espacio y honestidad.

»Y no importa lo «bien» que lleguéis a llevar a cabo todas las posturas. No es necesario que os convirtáis en un contorsionista, pese a que os sorprenderéis de lo fácil que os resultan algunas de las posturas de un contorsionista una vez logréis flexibilidad. Lo importante es lo buenos que lleguéis a ser en comparación con lo malos que erais cuando empezasteis. Compararos con vosotros mismos es lo más importante.

—¿Bikram? —se trata de una voz tímida procedente de una adolescente rubia y guapa pero que, lamentablemente, sufre de sobrepeso.

—Sí, cariño… ¿Te llamas Gail, verdad? Éste es tu tercer día, ¿no es así? ¿Qué tal te está yendo?

—Bien (con los ejercicios, quiero decir), pero he ganado un kilo y medio.

—Eso está bien. Significa que estás trabajando duro con las posturas y que, por tanto, tienes un buen apetito. Es muy normal ganar peso durante las dos primeras semanas.

—¡Pero yo quiero perder peso, no ganarlo!

—Así será. No te asustes. El yoga devuelve todos los sistemas del cuerpo a un funcionamiento natural y óptimo. De forma muy uniforme y gradual, tu cuerpo dará con el equilibrio que la naturaleza quería que gozara, y la grasa no es natural. Por tanto, la grasa irá desapareciendo a lo largo del siguiente par de meses. Eso es todo.

Gail no parece nada convencida.

—Sé que suena demasiado bonito para ser verdad, pero simplemente habla con alguno de los alumnos después de clase. Ellos te lo dirán. Olvídate de las dietas. Olvídate de si deberías comer esto o aquello y de cuántas calorías tiene. Simplemente lleva a cabo tu ronda de yoga con honestidad cada día durante dos meses. Pronto, quizás la tercera semana, te darás cuenta de que ya no piensas en la comida con tanta frecuencia y que cuando comas ya no querrás tanta cantidad de comida como antes, y el tipo de comida que consumas cambiará porque tu cuerpo está alcanzando el equilibrio y tus glándulas y todos tus sistemas se estarán estabilizando.

»Pero aun así probablemente no perderás ni un kilo. En lugar de ello te darás cuenta de que la ropa no te queda igual, porque cuando estás haciendo yoga tu cuerpo remueve las cosas de un lugar a otro, cogiendo algo de aquí y añadiéndolo allí. Prácticamente puedes oírlo tarareándose a sí mismo: está tan feliz como un escultor con un nuevo bloque de arcilla. De repente, todos tus amigos te felicitarán por el peso que has perdido, cuando en realidad no habrás perdido ni un kilo, sino sólo centímetros. Entonces, cuando tu cuerpo decida exactamente cómo quiere que sean las cosas, eliminará el peso al que no pueda dar ninguna utilidad, pero de forma tan regular e indolora que apenas te darás cuenta. Y cuando alcance el peso exactamente correcto para ti se detendrá y se mantendrá exactamente ahí. Con el peso por debajo del normal pasa lo mismo, pero a la inversa. Y con los problemas glandulares pasa lo mismo. El equilibrio y el funcionamiento adecuados de los sistemas corporales restablecerán el peso correcto.

—Pero algunas personas tienen problemas de peso por razones neuróticas –dice Florette.

—¿Acaso no acabo de explicar que los problemas de peso se deben a un desequilibrio y un funcionamiento inadecuado de los sistemas corporales? No bromeo cuando hablo de apretar los tornillos sueltos del cerebro. Tu cerebro no es sino un sistema de nuestro organismo. Al igual que aporta equilibrio a la columna vertebral o a los dedos de los pies, el yoga también aporta armonía al cerebro. Además, Gail, practicar yoga te proporciona tales sentimientos de autoestima que querrás perder peso y lo conseguirás fácilmente.

—Así es –le asegura Florette a Gail–. Simplemente llegas a sentirte tan bien que de ninguna manera te permitirás permanecer con sobrepeso.

—Ya es suficiente. Empecemos, por favor…

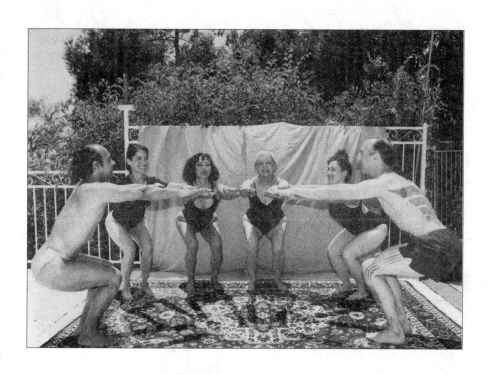

IDEAL

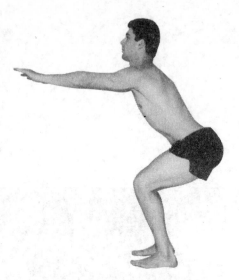

1 Ponte de pie con los pies separados unos quince centímetros entre sí, con los talones y los dedos de los pies perfectamente paralelos, como una «H». Eleva los brazos por delante de ti, dejándolos paralelos con respecto al suelo, las palmas hacia abajo, los dedos bien juntos, los brazos y las manos separados unos quince centímetros entre sí, con los músculos duros como rocas. Fija la vista en un punto delante de la cara y mantén toda tu concentración en ese punto. Manteniendo los talones pegados al suelo y las rodillas separadas unos quince centímetros entre ellas, siéntate hasta que la parte posterior de los muslos quede paralela al suelo y detente ahí. (Imagina que hay una silla detrás de ti y que te estás sentando en ella). Espira.

Postura incómoda

REALIDAD

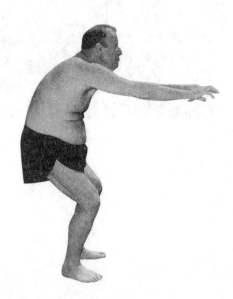

1 Si te encuentras con que tu familia y tus amigos sueltan risitas cuando intentas llevar a cabo esta parte especialmente desgarbada y poco vistosa de la postura, invítales a que lo intenten. Dejarán de reírse rápidamente, ya que es tan difícil como incómoda. Sólo los muy ágiles pueden poner los muslos paralelos al suelo en el primer intento, y entonces, se deberá tener cuidado para evitar que las rodillas se junten. Recuerda mantenerlas separadas unos quince centímetros. las manos también tenderán a ascender, de modo que no quedarán paralelas al suelo, así que vigílalas frecuentemente también. Los músculos de los brazos y de las manos deben permanecer duros. Y por favor ¡no muevas los dedos de las manos o de los pies!

Antes de practicar yoga

2 Ahora arquea la columna vertebral hacia atrás, acabando por esforzarte por tener una postura perfectamente recta en la parte superior y la inferior de la columna vertebral, como si tu espalda estuviera colocada contra una pared. Para hacerlo, deja reposar tu peso sobre los talones, elevando los dedos de los pies del suelo y casi cayendo hacia atrás mientras arqueas la espalda. Mantén los dedos de los pies, los talones, las rodillas y las manos separados quince centímetros entre ellos. Permanece en esa posición hasta haber contado hasta diez.

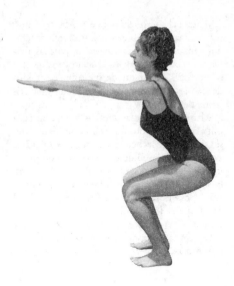

2 Sé que en este momento te parecerá imposible que llegues, algún día, a ser capaz de curvar la columna vertebral y los hombros hacia atrás y sentarte con la parte superior e inferior de la espalda rectas, por encima de las caderas, como si estuvieras con la espalda contra una pared, en lugar de echar el cuerpo hacia delante como si fueras a sumergirte en una piscina para hacer un relevo en una prueba olímpica de natación. Y nunca más tendrás que ponerte calcetines para ir a la cama debido a unos pies fríos, ya que esta postura envía sangre fresca y oxígeno a las rodillas, los tobillos y los dedos de los pies, que estaban famélicos porque nadie los había alimentado nunca.

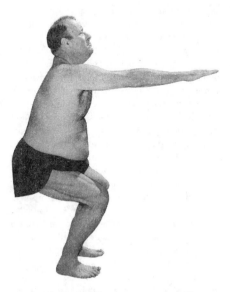

Después de practicar yoga

53

Utkatasana

IDEAL

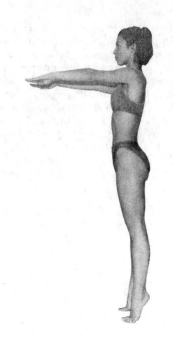

3 Eleva el cuerpo lentamente. Manteniendo las manos, los brazos y las piernas separados quince centímetros entre sí, con las manos y los brazos paralelos al suelo y los muslos como rocas, mantente de pie sobre los dedos de los pies al máximo, como si fueras una bailarina de *ballet*.

Ahora flexiona las rodillas y baja hasta la mitad del recorrido, forzando que los talones se eleven y se echen hacia delante mientras avanzas. Pon la columna vertebral completamente recta como si estuviera colocada contra la Gran Muralla China. Detente cuando la parte posterior de los muslos esté paralela al suelo, fuerza los talones a que se eleven todavía más y permanece, de forma honesta, hasta haber contado hasta diez, respirando en una proporción de 80-20.

Postura incómoda

REALIDAD

3 Los que tengan los pies planos se encontrarán con que esto es un verdadero esfuerzo hercúleo, pero eso es sólo el principio. Esta segunda parte de la postura incómoda es matadora. No obstante, para las mujeres que queréis tener unas piernas encantadoras, que tenéis algunos kilos de celulitis sobrantes y colgando en la parte interior y exterior de los muslos, o para los caballeros cuyas piernas se hayan quedado rígidas como palos por estar siempre sentados frente a un escritorio y que ansíen los músculos plenamente desarrollados de su juventud, esta postura es la indicada. Pon en ella toda la carne en el asador. Cada vez que creas que te has elevado sobre los dedos de los pies todo lo posible, que has levantado el arco de pie y el talón y los hayas forzado a desplazarse hacia delante tanto como sea posible, no será así. Siempre hay un «más alto» y un «más hacia delante». Trabaja cada vez más duro cada segundo hasta que las piernas te tiemblen debido al esfuerzo. Al final te elevarás prácticamente hasta la postura propia del *ballet* sin la ayuda de unas zapatillas de bailarina, y tus piernas serán la envidia de todas las adolescentes de tu barrio.

Presta también especial atención a la Gran Muralla China contra la cual debe reposar tu espalda en todo momento durante la postura. No eches el cuerpo hacia delante. (No obstante lo harás. Todos lo hacemos, incluso cuando pensamos que nuestro cuerpo está perfectamente recto). Siente como si, a pesar de todo esto, estuvieras inclinándote muy ligeramente hacia atrás. Cuanto más hacia delante y hacia arriba eches el arco del pie y el talón, más hacia atrás deberás inclinarte para tener la espalda rayana en una línea recta.

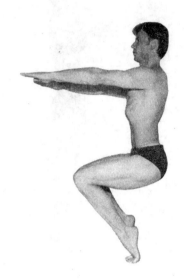

4 Elévate lentamente hacia la posición de estar erguido de pie. Deja caer los talones y relaja los pies, pero mantén los brazos elevados, rectos, duros como rocas y paralelos al suelo.

4 El momento de descanso supondrá un alivio sin igual para tus temblorosos muslos; y tus brazos se estarán sintiendo como si fueran de plomo.

IDEAL

5 A continuación, elévate sobre los dedos de los pies simplemente un poco, junta las rodillas y baja el cuerpo completamente hasta posarte sobre los talones, con las nalgas en contacto con los talones y las rodillas juntas. Mantén la columna vertebral completamente recta. Ahora echa el vientre un poco hacia delante y deja caer unos cinco centímetros las rodillas y los brazos hacia abajo, hacia el suelo, de modo que queden paralelos al piso. Visto desde el lado, tu cuerpo forma un cuadrado perfecto. Mantén la postura hasta contar hasta diez, con una respiración en una proporción de 80-20.

6 Elévate lentamente del mismo modo en que descendiste, con las rodillas todavía juntas, los brazos aún elevados y paralelos al suelo. Baja entonces los brazos a los lados del cuerpo y relájate un momento.
   Lleva a cabo la misma serie, repitiendo cada una de las tres partes de la postura y manteniéndola durante diez segundos.

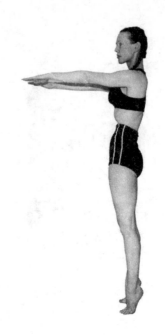

Postura incómoda

REALIDAD

5 Algunos de vosotros puede que no seáis capaces de llevar a cabo una flexión completa de las rodillas al principio, pero la verdadera tarea de esta postura es el *equilibrio*. Hasta el mejor de nosotros sigue, ocasionalmente, perdiendo el equilibrio y cayendo hacia atrás. la tendencia (una vez que te hayas puesto en cuclillas, te hayas tocado con las nalgas los talones, hayas hecho descender ambos brazos y rodillas unos cinco centímetros y estés inclinando la columna vertebral hacia atrás) consiste en dejar que los brazos y las piernas se eleven una vez más y en permitir que el torso vuelva a inclinarse hacia delante. Es en ese momento cuando caes. Concéntrate en reforzar el cuadrado, ejerciendo presión siempre hacia abajo con las rodillas y los brazos, y siempre hacia atrás y hacia arriba con la columna vertebral, y mantendrás el equilibrio.

6 la postura incómoda proporciona algunos de los resultados más rápidos del yoga. Es realmente inspirador observar cómo tus piernas cambian cada día que pasa, y descubrir músculos,

tendones y definición donde nunca antes habían estado. He visto a gente librarse de casi diez kilos de las piernas en un mes con esta postura. Ningún otro ejercicio existente es más eficaz para moldear las piernas.

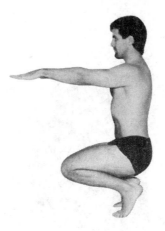

Beneficios

La postura incómoda fortalece y reafirma todos los músculos de los muslos, las pantorrillas y las caderas, y hace que las articulaciones de las caderas se vuelvan flexibles. También reafirma la parte superior de los brazos. Incrementa la circulación sanguínea hacia las articulaciones de las rodillas y los tobillos, y alivia el reumatismo, la artritis y la gota en las piernas, además de ayudar a curar las hernias discales y el lumbago en la parte inferior de la columna vertebral.

Apuntes de clase de Archie

Es verdad. Esta postura incómoda hace grandes cosas por las piernas. Incluso a mi edad, con mis piernas que parecen alambres, estoy desarrollando músculos de nuevo. Pero lo importante para mí es que es de ayuda para problemas como una hernia discal. Hace cuatro meses me llevaron a estas clases literalmente en una camilla. Tuvieron que dejarme apoyado contra la pared el primer día para que me mantuviera perpendicular al suelo. ¿Y *tú* crees que estás sintiendo algunas pequeñas molestias probando a llevar a cabo estos ejercicios?

Durante un mes no pude mover ninguna parte de mi cuerpo más de un par de centímetros en cualquier dirección; pero pensé que no tenía nada que perder, ya que los médicos se habían rendido conmigo. Ni siquiera pensaban que una fusión vertebral fuera de ayuda. Todavía no soy muy bueno en todo esto, pero podría hacer que mi médico se cayera de espaldas. ¡En comparación a cómo empecé, soy un verdadero contorsionista! Todavía siento punzadas de vez en cuando, por supuesto. Y si me hago el perezoso con el yoga, sufro de verdad, pero no hay comparación: vuelvo a tener una vida.

GARURASANA
Postura del águila

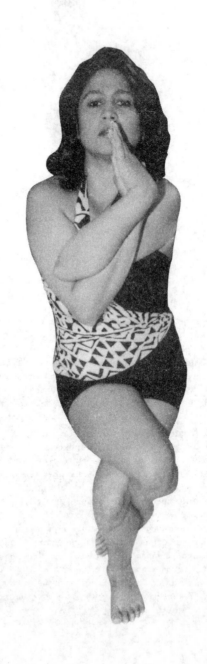

CUATRO

—Lavinia, siempre te rindes demasiado pronto con las tres partes de la segunda serie. En la segunda serie siempre debes intentarlo con más ganas que en la primera. Esto se debe a dos razones: La primera es que te encuentras un poco cansada tras la primera serie, por lo que conlleva algo más de esfuerzo llevar a cabo el ejercicio de nuevo. Pero lo más importante es que la primera serie hace que tu cuerpo se estire, te hace más flexible y hace que tus músculos se calienten, y como estás más cansada estás más relajada. Todo esto significa que puedes ir más allá y llevar a cabo la postura *mejor* la segunda vez. ¿Sabes?, ser perezoso y no ir más allá supone un gran desaprovechamiento de la primera serie. ¿Lo ves, Lavinia?

—Sí –dice Lavinia con una expresión como si se hubiera quedado en blanco.

—¡Charlotte! ¿Por qué te elevas desde de la posición de cuclillas como el muñeco de una caja de sorpresas? Siempre quiero veros a todos salir de la postura tan lentamente como la adoptasteis y en sentido inverso. Si no es así, no estaréis realizando la postura completa ni proporcionando al cuerpo todos sus beneficios. ¿Sabéis lo que solía hacer mi maestro si salíamos apresuradamente de la postura? Teníamos que llevarla a cabo de nuevo, con el doble de duración y el doble de lentitud. Soy muy amable con todos vosotros, pero no tentéis a la suerte.

»Además, puede ser perjudicial adoptar o salir de una postura demasiado rápidamente. Es la forma más segura de haceros daño practicando yoga; para preparar una emboscada a vuestros pobres músculos, cogedlos por sorpresa. Llevar a cabo una postura cuando no habéis calentado correctamente es otra forma de tender una emboscada a vuestros músculos. Ya sabéis cómo un herrero calienta el metal en el fuego antes de darle forma a base de martillazos. Al igual que el herrero, es importante calentar los músculos antes de intentar volverlos a moldear. Es, simplemente, una cuestión de sentido común. Un jugador de fútbol o cualquier atleta calientan. Juliet calienta lentamente y de forma científica antes de bailar. El yoga no es diferente. Por tanto, como principiantes, nunca realicéis movimientos bruscos. De ese modo, vuestros músculos se calentarán de forma natural y nunca se verán sujetos a una tensión que no puedan soportar. Si llegáis a un punto en el que no puedan soportarlo, tendréis la oportunidad, al llevar a cabo la postura lentamente, de saberlo y deteneros a tiempo. Si no es así, vuestros pobres músculos se asustarán y se tensarán rápidamente, y podríais provocaros un esguince. Y eso es una molestia, lleva tiempo dejar de sentir la molestia cuando os provocáis un esguince o una distensión y, por tanto, vuestro progreso se ve frenado.

»El yoga requiere que prestéis una exquisita atención a lo que estáis haciendo. Os estoy proporcionando una serie precisa y científica de ejercicios y la forma exacta de llevarlos a cabo de modo que nunca os hagáis daño y que obtengáis el máximo beneficio, *si prestáis atención.*

»Siempre, en el yoga, tanto si sois principiantes como alumnos avanzados, estaréis llevando vuestro cuerpo un poco más lejos. Deberíais pensar en ello como si fuerais un explorador que se aventura en un nuevo territorio. El explorador inteligente avanza poco a poco, ya que nunca sabe con lo que se encontrará detrás de la siguiente esquina. Nuestro cuerpo, el de cada persona, es distinto, y no hay dos en el mundo que sean iguales, y nadie puede predecir dónde ni cuándo te encontrarás con tu tendón de Aquiles o con un problema en la rodilla, la articulación de la cadera o las vértebras. Sólo cuando avances lentamente podrás sentirlo antes de llegar, podrás echarle un vistazo y podrás saber cómo tratarlo, cómo hacer que el cuerpo sea más fuerte.

—Bikram –dice Reggie–, si ya hemos calentado y nos hemos alejado de cualquier imprevisto, ¿por qué tenemos que *deshacer* la postura lentamente?

—Porque cuando estás manteniendo la posición hasta contar hasta diez, tus músculos, tus tendones (todo) se ven estirados y esforzándose al máximo. Moverse rápidamente con todo el cuerpo esforzándose al máximo puede provocar un esguince en algo con la misma rapidez con la que pillará al músculo desprevenido. Los músculos y los tendones son tan vulnerables cuando estás en tensión como cuando están relajados.

—Tengo una amiga –dice Bertha– que sufrió un esguince en un músculo hace años practicando yoga, y ahora no la puedo convencer para que acuda aquí conmigo. Dice que es peligroso.

—Bertha, la próxima vez que veas a tu amiga, pregúntale si ha conocido alguna vez a alguien que se haya hecho daño jugando al fútbol, al tenis o al golf, patinando sobre hielo o practicando con un monopatín, o llevando a cabo cualquier otro deporte. Pregúntale si ha conocido, alguna vez, a alguien que se haya hecho daño bailando. Pregúntale si se ha caído alguna vez mientras corría o caminaba. Puedes hacerte daño practicando cualquier actividad física imaginable si eres descuidado o no sigues las normas. Dios mío, en este país más gente se ha destrozado la columna vertebral en un año haciendo cosas estúpidas con *hula-hoops* de la que ha sufrido un tirón muscular en ocho mil años de la práctica del yoga.

—¿Has conocido a alguien que se haya hecho daño de verdad practicando yoga? –pregunta Charlotte.

—Nunca con mi método ni con el de mi maestro. Por lo menos un millón de alumnos han sido instruidos con este método. Ni siquiera una persona se ha hecho daño: no cuando seguían las indicaciones. Y cualquier persona, ya fuera mi alumno o de mi maestro, que se haya hecho aunque sólo fuera un poquito de daño, que haya sufrido un esguince o una distensión, ha sido porque llevaron a cabo una postura antes de calentar adecuadamente, porque intentaron pavonearse de su yoga ante sus amistades o porque se provocaron daños en un músculo por salir demasiado rápidamente de una postura. Por razones estúpidas como ésas. Siempre debéis tratar a vuestro cuerpo con respeto. Debéis calentar bien, hacer las cosas lentamente y vuestro cuerpo siempre se portará bien con vosotros.

—Lo importante ahora, Terry Dos, es que comprendas que a tu cuerpo le encanta lo que estás haciendo. Si pudiera, te cubriría los dedos de los pies de besos debido a su gratitud. Tu cuerpo no te castigará repentinamente con un tendón desgarrado o una hernia discal ni con cualquier otra cosa terrible porque hagas que trabaje y haga un poco de ejercicio. Sólo si haces el tonto y llevas a cabo la postura del águila en una fiesta después de tomar una copa de champán y sin calentar tu cuerpo, éste se enfadará muchísimo contigo.

»Por lo tanto: no más muñecos saliendo disparados de la caja de sorpresas. Empecemos, por favor…

IDEAL

1 Ponte de pie con los pies juntos. Fíjate en tus brazos (cuál es el izquierdo y cuál el derecho) y no los confundas. Pon el brazo derecho debajo del izquierdo, flexionándolo a la altura del codo. Gira la mano derecha dirigiéndola hacia la cara y alrededor del antebrazo izquierdo, que estarán tensos como sogas, sin que se pueda ver pasar la luz entre los brazos. Coloca la palma de la mano derecha junto a la palma de la mano izquierda, con ambas totalmente en contacto, con las puntas de los dedos de ambas manos tocándose. Gira las palmas de las manos en sentido contrario a las agujas del reloj de modo que ambas uñas de los dedos gordos queden perfectamente perpendiculares a la nariz y la cara exterior de las palmas de las manos queden mirando al espejo.

Manteniendo las palmas de las manos completamente pegadas entre sí y la barbilla hacia arriba, haz descender los hombros y empuja hacia abajo a partir de los brazos. Intenta que contacten con el pecho y deja bien colocada tu

mini aguja de la iglesia debajo de la nariz, igual que el pico de un águila.

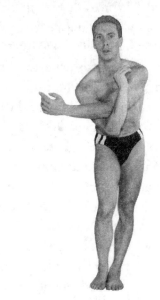

Postura del águila

REALIDAD

1 Como habrás notado al momento, ésta no es la postura más natural del mundo. Estamos pidiendo a cada músculo y cada hueso que se ponga del revés y que se desplace hacia algún lugar al que rehusará hacerlo totalmente durante algunos días. Los hombres, especialmente, suelen encontrarse con problemas debido a sus bíceps, que normalmente tienen un mayor tamaño.

Pruébalo de esta forma: primero extiende los brazos hacia los lados y balancéalos juntos envolviendo el brazo izquierdo con el derecho tanto como te permita rodearlo la fuerza del balanceo. Entonces te encontrarás con que la mejor forma de trabajar la parte de las dos palmas de las manos juntas consiste en juntar las yemas de los dedos mediante cualquier contorsión necesaria y, usando las puntas de los dedos a modo de palanca, hacer fuerza apretando las unas contra las otras hasta que, finalmente, las palmas de las manos se acaben tocando.

Formar un pico de águila correcto debajo de la nariz estará más allá de tus posibilidades mientras sigues peleándote envolviendo un brazo con

el otro e intentando hacer que las palmas de las manos se junten; pero incluso aunque las manos y los brazos todavía no estén bien, empuja hacia abajo con los brazos tanto como puedas hasta que éstos toquen el pecho. Uno de los grandes beneficios de esta postura es la flexibilidad y la fuerza física desarrollada en los hombros debido a este esfuerzo de tirar. También nos libera de todas las tiranteces en el cuello y los hombros que provocan las tortícolis y los dolores de cabeza debidos a la tensión.

2 Manteniendo los pies juntos, la columna vertebral recta y los talones bien posados sobre el suelo, flexiona las rodillas unos quince centímetros hasta que sientas un estiramiento saludable. Mira hacia un punto que esté situado justo delante de ti y mantén toda tu concentración en él para no caerte. Luego pasa tu peso a la pierna izquierda y eleva mucho, y lentamente, la pierna derecha, hazla pasar por encima del muslo izquierdo y rodea la pantorrilla y el pie totalmente, como si se tratara de una soga, de modo que la parte superior del dedo gordo del pie se aferre alrededor del tobillo del pie de apoyo, justo por debajo de la musculatura de la pantorrilla.

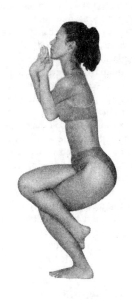

2 El truco para rodear con el dedo gordo del pie la zona situada por debajo de la musculatura de la pantorrilla es una técnica opuesta a la del «balanceo» para colocar los brazos en el lugar que les corresponde. Flexiona las piernas y prepárate. Entonces eleva muy lentamente la pierna derecha hasta una gran altura y llega, con toda la pierna, tan a la izquierda como puedas, haciéndola descender sobre el lado más alejado del muslo izquierdo y envolviéndola alrededor de la pantorrilla izquierda tanto como dé de sí. Utiliza los dedos del pie derecho, especialmente el dedo gordo, como si fueran dedos de la mano, para alcanzar y agarrar el tobillo con ellos, aunque todavía no llegues al tobillo.

(Sarah necesita trabajar un poco más su flexibilidad: sus piernas no están del todo envueltas como sogas y sus manos deberían tocar la parte inferior de la nariz).

IDEAL

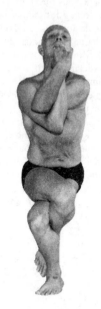

3 Una vez que hayas envuelto la pierna derecha todo lo posible, desciende todavía más sobre la pierna de apoyo. Endereza la columna vertebral todavía más, girando las caderas hacia la derecha, de forma que ambas caderas queden a la misma altura y encaradas directamente hacia delante. Fuerza la rodilla derecha para que se desplace hacia la derecha y la izquierda hacia la izquierda, de modo que sientas que serías capaz de cascar nueces entre los tobillos, rodillas y muslos. Retoma el hacer fuerza hacia abajo con los brazos, intenta descender todavía más sobre la rodilla de la pierna de apoyo, concéntrate en un punto que se encuentre delante de ti y permanece como una estatua durante diez segundos, respirando de forma normal.

4 Descruza los brazos y las piernas e invierte la postura para pasar a hacerla con el lado izquierdo durante diez segundos. Descansa un momento y realiza una segunda serie hacia el lado derecho y el izquierdo de diez segundos cada una y respirando de forma normal.

Postura del águila

REALIDAD

3 Algunas personas se encuentran, al principio, con tantas dificultades para aguantar el equilibrio sobre una pierna, que tienen que estabilizarse contra una pared, enrollar las piernas lo mejor posible, encontrar su equilibrio y luego cruzar los brazos.

No obstante, como norma general, si te concentras en un punto que se encuentre enfrente de tu cara y luego te sientas tan abajo como puedas y enderezas la columna vertebral, darás con un equilibrio pasable al cabo de un día o de dos.

Hacer que las caderas queden a la misma altura frente al espejo, esforzándote por sentarte cada vez más abajo y generando la oposición «para partir nueces» con las piernas, son refinamientos en los que podrás concentrarte plenamente sólo después de haber conseguido un equilibrio firme.

4 Tu éxito inicial en esta postura dependerá de la longitud de la pierna desde la rodilla hasta el tobillo, además de tu equilibrio y flexibilidad. los que tengan piernas más cortas deberán compensar esta falta de longitud ganando inclu-

so más flexibilidad que el resto de las personas. (Pero no os envanezcáis, principiantes: habrá posturas con las que os tendréis que esforzar más debido a vuestra longitud).

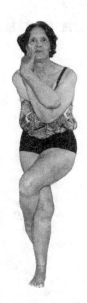

Beneficios

La postura del águila suministra sangre fresca a los órganos sexuales y los riñones, lo que incrementa la potencia y el control sexual. Ayuda a reafirmar las pantorrillas, los muslos, las caderas, el abdomen y los brazos. También mejora la flexibilidad de las articulaciones de la cadera, la rodilla y el tobillo y fortalece los músculos dorsal ancho, trapecio y deltoides.

Apuntes de clase de Reggie

Aquí tenemos un consejo para la gente que trabaja sentada en una oficina. Es muy fácil rodear una pierna con la otra y que el dedo gordo del pie te rodee el tobillo mientras te encuentras sentado ante tu escritorio y nadie sabe que estás practicando yoga en secreto. Esta «práctica ante el escritorio» no sólo mejora tu flexibilidad y acelera tu progreso en la versión, de pie, de este ejercicio, sino que también evita que la mitad inferior del cuerpo se te quede dormida durante el trabajo. Debido a eso, tampoco es difícil practicar el cruce de brazos en algún momento suelto, y hay que ver cómo alivia la tensión en el cuello y los hombros.

De hecho, el yoga es un aliviador de la tensión, y ésa es la razón por la cual empecé a acudir a las clases cada día. Aparte de eso, el yoga me aporta la energía que no he tenido desde que era niño. Necesito dormir menos, mi mente está más despejada... Es cierto que «pierdo» cerca de dos horas por día, incluida la ida y la vuelta de la clase, pero me siento tan bien que ahora puedo conseguir el doble de cosas en un día. No se *pierde* tiempo practicando yoga, sino que se *gana*.

No obstante, una advertencia sobre la postura del águila. No importa lo bien que se te dé: *no* la uses como truco para impresionar a la gente en una fiesta si has estado bebiendo. Cuanto más alto seas más dura será la caída, completamente envuelto en ti mismo con nada que detenga tu batacazo. Al estar ebrio, y por tanto relajado, probablemente no te harás daño, pero romperás algún mueble, lo cual puede resultar caro.

Además, ya sé que debes estar preguntándote si la postura del águila mejora realmente tu potencia y tu control sexual. Todo lo que puedo decirte es que cuando Bikram te promete una nueva vida no está hablando por hablar.

DANDAYAMANA-JANUSHIRASANA
Postura de cabeza a rodilla de pie

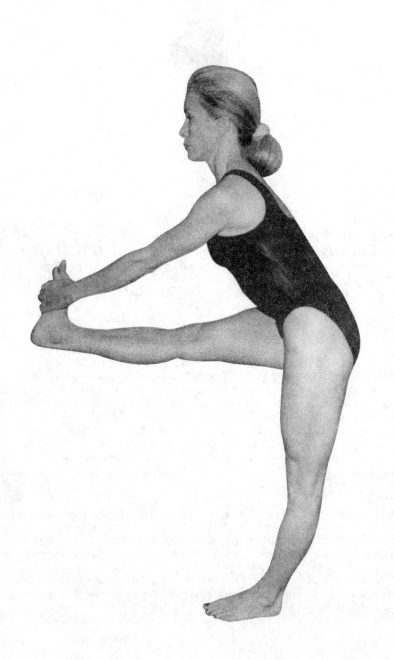

CINCO

—¡Oye, Francis, eso ha estado genial! ¿Habéis visto todos a Francis? Ha mantenido su pie todo el tiempo rodeando la pantorrilla y por debajo de ella. Una postura del águila *perfecta*.

»¿Cuánto tiempo llevas ya practicando yoga? ¿Nueve meses? Cuando Francis empezó, Terry Dos, su rodilla era completamente inmóvil y estaba dura como una piedra. Le habían sometido a una operación. Su médico le dijo que nunca volvería a flexionarla, que era médicamente imposible que la flexionara; pero, afortunadamente, confió en mí cuando le dije que yo podría hacer que fuera flexible.

»Sé de estas cosas, Terry Dos, porque cuando era un adolescente me cayeron cientos de kilos encima de la rodilla y me la destrozaron. Al igual que sucedió con Francis, los médicos no sabían si volvería a caminar con normalidad. Por lo tanto, volví a practicar yoga, ya que no tenía nada que perder. En dos meses estaba igual que antes.

»En eso consiste el yoga, Terry Dos. El yoga hace que lo que parece *imposible* se convierta en *posible*. Haces magia sin ser mago. En este preciso momento estás mirando a tus compañeros de clase y piensas que es imposible que lleves a cabo las posturas igual que ellos; pero no tienes más que escucharme y hacer el pacto de intentarlo de verdad. Dos meses de yoga a diario y serás tan bueno como el mejor alumno que hay aquí. Lo que quiero decir con eso es que *tú* gozarás de la mejor salud posible. Cualquier trastorno crónico que padezcas (sobrepeso, artritis, dolor de espalda, vejez, caspa) se verá solucionado gracias al yoga. Si quieres rezar a tu dios para que él también te ayude, eso está bien; pero será mejor que le tengas reservado para algún problema realmente grave. No le necesitas para ninguna de estas pequeñas cosas. Todo lo que necesitas es a mí, a ti y al yoga.

»Además, hay una diferencia horaria de doce horas y media, así que él no siempre te oye.

»¿Sabes lo que significa «yoga»? El yoga es la unión del cuerpo y la mente. Es una disciplina que une lo físico y lo mental, lo espiritual e incluso lo sexual. El yoga es algo completamente positivo. Con el yoga tú mejoras y también mejora el mundo. Y por tanto, cuando practicas el hatha yoga, todos los tornillos sueltos del cerebro (que siempre son el peor problema crónico del hombre) también se arreglan, porque el cerebro no es más que otro sistema físico del cuerpo.

»Mira, mientras practicas yoga, puede que se trate de la única vez, Terry Dos, y quizás la primera vez en la que te olvides absoluta y completamente de todo lo demás: lo que tienes que hacer en casa, el dolor en el dedo gordo del pie, la discusión que has tenido con tu jefe, la prueba a la que tienes que someterte, las facturas o lo que sea. Independientemente del problema o del dolor con el que acudas aquí, en cinco minutos te daré tantas otras cosas en las que pensar que te olvidarás de todo lo anterior.

»¿Veis como nunca dejo de hablar? Es para mantener vuestra mente entre exactamente estas cuatro paredes. Y hago que mantengáis los ojos abiertos todo el tiempo para que vuestra mente no pueda divagar. Todo aquello con lo que venís aquí (dolor, ansiedad, tristeza, problemas) lo dejáis en la puerta, y durante el rato que practicáis yoga escapáis hacia vosotros mismos, donde hay paz y descanso.

»En este preciso momento os caen gotas de sudor, vuestros músculos están más estirados de lo que nunca llegaron a pensar que podrían estirarse, vuestros hombros están encorvándose porque pensáis que estáis cansados, y pensáis que yo estoy loco por estar aquí sentado y deciros que estáis disfrutando de paz y de reposo en vuestro interior. Contestadme a una cosa: ¿en cuántos de vuestros problemas cotidianos o ansiedades habéis pensado desde que hemos iniciado nuestra clase?

»No tenéis por qué responder. Lo sé. Y pronto empezaréis a comprender por qué hay ocho tipos distintos de yoga y por qué os digo que no podéis empezar a conocer lo espiritual hasta que podáis controlar lo físico. Sabréis por qué digo que estos supuestos gurús, que hacen que sus alumnos empiecen directamente con meditación, no saben lo que están haciendo o no les importa. Las mentes no pueden meditar cuando están llenas de murciélagos y telarañas, tienen algún tornillo suelto o se encuentran en el interior de un cuerpo que es una basura. Cualquiera que intente meditar antes de que todo el cuerpo y la mente hayan sido limpiados y estén bien brillantes y lubricados y no tenga ningún tornillo suelto se estará engañando a sí mismo y se estará volviendo más chiflado.

»¿Sabéis?, conlleva valentía e inteligencia llevar a cabo correctamente las etapas del yoga y empezar con este hatha yoga. El hatha yoga requiere de más coraje que cualquier otra actividad física en el mundo. No estáis pateando, lanzando o golpeando con un palo una pelotita, un pájaro, un disco de hockey sobre hielo o lo que sea. No estáis desplazándoos raudos por el agua o sobre el hielo, el césped o un escenario. No estáis columpiándoos, trepando, saltando, brincando, colgando, girando, zambulléndoos

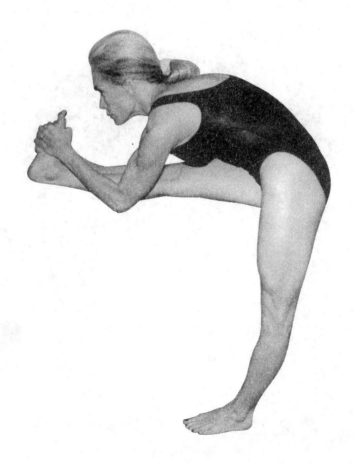

ni pedaleando; ni haciendo nada superfluo para vosotros ni hacia el exterior. No consiste en nada más que en vosotros y sólo vosotros de pie en un cierto lugar, quietos como una estatua sin ningún lugar al que ir en busca de ayuda, ni excusas, ni chivos expiatorios, excepto hacia el *interior*.

»Puede que sea un poco amedrentador al principio no disponer de más ayuda que la que hay en tu interior, Terry Dos, pero no te asustes, no te espantes. Hay mucha paz aquí, es bueno para tu mente y tu cuerpo olvidarte del mundo exterior durante este rato durante el que practicas yoga.

»Ahora escucháis mis palabras, pero sé que todavía no las comprendéis. No pasa nada. Tenéis que *sentir* la comprensión dándose en vuestro interior, como una flor que se abre, para comprender.

»Lo primero que probablemente notaréis es que empezaréis a esperar con ilusión la clase de yoga de cada día como si se tratara de un oasis fresco al final de un duro periplo por el desierto, y no de una tarea horrible.

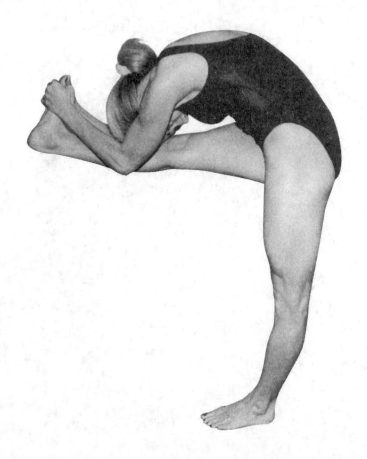

Vuestros problemas no parecerán tan terribles porque sabéis que seréis capaces de olvidarlos durante un rato durante el yoga. Al final de la clase de yoga no estaréis ni la mitad de enfadados, deprimidos, ansiosos o cansados que cuando empezasteis. Las soluciones a los problemas aparecerán de repente y veréis las cosas con una perspectiva fabulosa. Empezaréis a sonreír a la gente en lugar de arrancarle la cabeza de un mordisco, y los nuevos problemas no os amedrentarán. Y empezaréis a dormir bien. Entonces, al poco tiempo, empezaréis a despertaros más temprano y estaréis perfectamente despiertos, con vuestra mente ronroneando como un gato feliz, y con vuestro cuerpo lleno de fuerza y energía. Llevaréis a cabo todo tipo de cosas incluso antes de que el sol haya salido y continuaréis a lo largo del día trabajando de forma más eficiente con el cuerpo y la mente que nunca antes.

»Entonces empezaréis a comprender lo que quiero decir cuando os menciono que este hatha yoga apretará los tornillos sueltos de vuestro cerebro y os aportará una nueva vida. Todo sucede en vuestro interior y os lo hacéis a vosotros mismos, Terry Dos. No me necesitáis enfrente de vosotros, ladrando instrucciones. Todo lo que necesitáis son las palabras que os aporto aquí y vuestro esfuerzo honesto.

»De acuerdo. Por favor, empecemos…

Dandayamana-Janushirasana

IDEAL

1 Ponte de pie con los pies juntos. Ahora eleva mucho la rodilla derecha y sujeta firmemente el pie derecho con ambas manos, entrelazando firmemente los dedos de las manos por debajo del pie, a alrededor de dos centímetros por debajo de la base de los dedos del pie, con los pulgares encima del los dedos del pie. No permitas que el pie escape del abrazo de tus manos a lo largo de toda la postura.

Endereza completamente la pierna de apoyo y extiende y deja fija la rodilla. Mantén contraída la musculatura del muslo. Ahora echa la parte anterior de la planta del pie y los dedos de los pies hacia ti: éste es un ejercicio de *extensión*. Respira en una proporción de 80-20 mientras estés sujetando tu pierna.

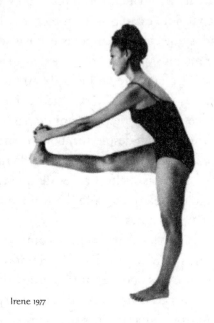

Irene 1977

Postura de cabeza a rodilla de pie

REALIDAD

1 Puede que te encuentres con que el pie se halla mucho más lejos de lo que creías, pero una vez que lo sostengas, deberás aferrarlo bien, por lo que si el pie o las manos están húmedos debido al sudor, sécatelos antes con la toalla.

Como principiante, mantener la pierna de apoyo contraída, extendida y fija es lo más importante, incluso aunque eso sea todo lo que puedas hacer el primer día. Además, el concepto del «enderezamiento» de la pierna es incompleto. Te encontrarás con que el progreso será más rápido si piensas en *arquear* la pierna hacia atrás en lugar de en enderezarla. Fíjate bien en la fotografía del «Ideal» y verás que la pierna de apoyo está claramente curvada hacia atrás.

la relajación entra en juego aquí. la gente tiende a traducir las instrucciones de «enderezar y estirar» como «tensar y apretar», pero no será hasta que relajes la rodilla de apoyo por completo, permitiendo que se arquee hacia atrás, cuando de verdad se enderezará. No luches contra ello. No te asustes. Déjate llevar.

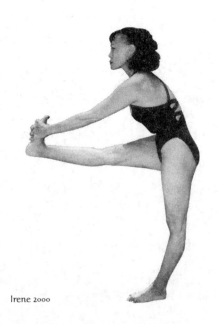

Irene 2000

72

2 Endereza esa pierna, colocándola paralela al suelo, flexionando los hombros hacia abajo, hacia el suelo. Utiliza tu fuerza para tirar más de los dedos del pie con las manos, y empuja más hacia delante con el talón. Ambas rodillas estarán ahora extendidas y fijas.

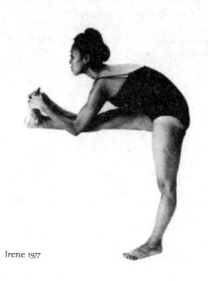

Irene 1977

2 No te desanimes si te sientes como si estuvieras embarazada de diez meses y estuvieras intentando atarte los cordones de los zapatos mientras intentas enderezar la pierna que has elevado hasta dejarla paralela al suelo. Incluso los bailarines de *ballet* en un estado de forma óptimo tienen problemas al llevar a cabo esta postura al principio y para no caerse durante el proceso. Por tanto, ¿por qué deberías tú, con el nervio ciático ajado y la columna vertebral inflexible, como de hierro fundido, ser diferente?

Lo cierto es que enderezar la pierna extendida no tiene nada que ver con la propia pierna: la pierna sólo está ahí para conectar el pie al cuerpo. Tu centro de atención debe encontrarse en el pie, tirando fuerte de los dedos del pie hasta que apunten hacia atrás, hacia ti, y echando el talón hacia delante con todas tus fuerzas. Además, nunca conseguirás tirar de los dedos de los pies completamente hacia atrás, que el talón esté completamente estirado hacia delante y, por tanto, que la pierna esté plenamente endereza-

da hasta que (una vez más) te *relajes*. Dedícale tu esfuerzo honesto cada día, pero ten paciencia contigo mismo: es una postura difícil.

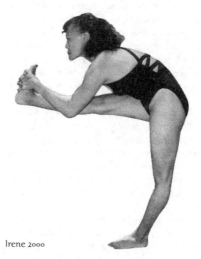

Irene 2000

73

IDEAL

3 Ahora centra tu mirada en un punto del suelo, flexiona los codos hacia el suelo, dobla el torso hacia delante y toca la rodilla con la frente. Espira y permanece en esa postura hasta haber contado hasta diez. (Si pierdes el equilibrio vuelve a intentarlo otra vez de inmediato).

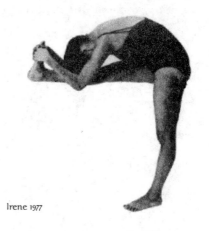

Irene 1977

Postura de cabeza a rodilla de pie

REALIDAD

3 No intentes doblar el cuerpo hacia delante y tocarte la rodilla con la cabeza hasta que puedas enderezar la pierna extendida y extender y fijar la rodilla de la pierna de apoyo. Ésta es una norma incuestionable.

No obstante, lleva los codos hacia abajo, hacia el suelo, desde el principio, prácticamente abrazándote la pierna, en lugar de dejar que apunten hacia fuera, como si fueran las alas de un pollo. Esto hará que mantengas mejor el equilibrio, incrementará el estiramiento en los dedos de los pies y acelerará tu progreso a la hora de tocarte la rodilla con la cabeza.

Si sigues perdiendo el equilibrio, se debe a que no estás manteniendo la vista fija, como si los globos oculares se te hubieran vuelto de piedra, en un punto, ya sea delante de ti o en el suelo. la experimentación dará con el punto que funcione mejor para ti.

Para empezar a hacer que la frente descienda hacia la rodilla, usa la fuerza bruta, litros de sudor y la cantidad necesaria de resoplidos y jadeos que te vengan en gana. Una vez que los músculos y los tendones se vuelvan bastante flexibles y casi estés a medio camino, podrás hacer un poco de trampas. Mantén la postura hasta haber contado hasta ocho, tan flexionado como puedas. luego, durante los dos últimos segundos de la postura, estira hacia arriba de la pierna con más fuerza y trata de llegar más lejos con la frente, intentando tocarte la rodilla aunque sólo sea durante una fracción de segundo.

Puede que las primeras veces te caigas, pero tu cuerpo y tus músculos empezarán a recordar y averiguarán qué es lo que tienen que hacer para, por último, lograr que frente y rodilla se toquen y mantener esa postura.

El equilibrio en las últimas fases de la postura de cabeza a rodilla de pie se consigue arqueándolo todo más y más y tirando con más firmeza hacia arriba, hacia ti y hacia tu «interior». Otro truco que se debe recordar consiste en relajarlo todo en las articulaciones de las caderas, las nalgas y la parte inferior de la columna vertebral.

4 Enderézate lentamente y vuelve a posar el pie derecho en el suelo. Coge entonces el pie izquierdo, extiende y fija la pierna de apoyo y lleva a cabo la misma postura que antes, pero invertida, manteniéndola durante diez segundos. A continuación endereza en cuerpo y descansa un momento antes de realizar una segunda serie con el lado derecho y el izquierdo (diez segundos por lado).

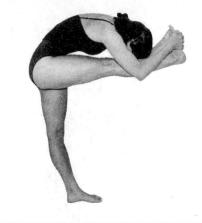

4 Sé que no me creerás cuando diga que en relativamente poco tiempo considerarás ésta una de las posturas más fáciles. No obstante, subraya mis palabras.

Beneficios

la postura de cabeza a rodilla de pie ayuda a desarrollar concentración, paciencia y determinación. Desde el punto de vista físico tensa los músculos abdominales y los del muslo, mejora la flexibilidad de los nervios ciáticos y fortalece los tendones, los bíceps femorales, y los isquiotibiales de las piernas, además del deltoides, el trapecio, el dorsal ancho, la escápula, el bíceps y el tríceps.

Apuntes de clase de Bonnie

No creo que ninguno de los alumnos de Bikram olvide del todo el momento de verdadero horror: el momento en que ven por primera vez la postura de cabeza a rodilla de pie. Es, visualmente, la más amedrentadora de las posturas. Pero, no obstante, al cabo de no demasiadas semanas de práctica, te encontrarás llevándola a cabo.

Mi mejor consejo es que te resignes y que creas en «el Acumulativo», que consiste en algo así como en pedir que creas en Campanilla (el hada voladora de Peter Pan), pero ¡funciona!

Durante más de seis meses después de mudarme a Australia me encontré «postrado en la cama» debido a una pereza galopante. No practicaba yoga, sino que, simplemente, «vivía de los intereses» del año anterior que había dedicado a la práctica del yoga, hasta que finalmente, mi dejadez permitió que mi columna vertebral sufriera un problema grave y me vi forzado a retomar el yoga.

El primer día que «hice una clase» me encontré con que todavía me quedaban puntos Acumulativos. ¡Podía incluso llevar a cabo la postura de cabeza a rodilla de pie!

No haré ver que no sentí agujetas durante los días siguientes, pero el caso es que mi cuerpo no había olvidado nada de la flexibilidad que había aprendido, y ahora estaba preparada para seguir adelante y alcanzar límites nuevos.

El yoga es la única disciplina en el mundo que permanece contigo como parte inherente de la estructura de tu cuerpo una vez que la domines. Es una riqueza que va más allá de las joyas y que no te pueden robar. Por lo tanto, ¡híncale el diente!

DANDAYAMANA-DHANURASANA
Postura del arco armado de pie

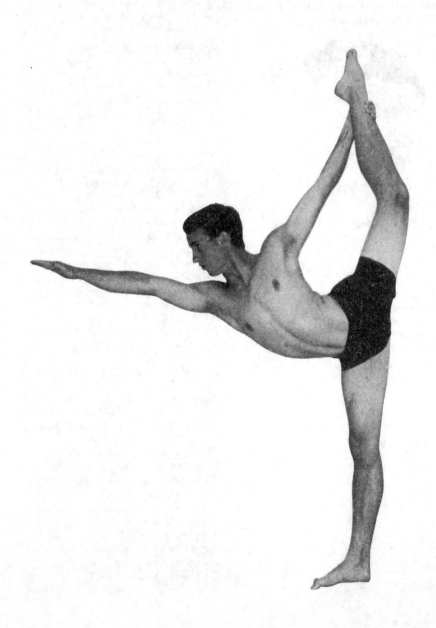

SEIS

—¿Cómo te sientes ahora, Terry Dos? ¿No se debe esa fantástica sensación en la parte posterior de tus piernas a la postura de cabeza a rodilla de pie? No te rías, lo digo en serio. Cuando tirabas del pie te sentías incómodo y decías: «¡Ay! ¡Uy!» y palabras parecidas. Pero ahora que has parado, siente la sangre circulando por las piernas y cuán vivo está todo. Tu cuerpo está diciendo: «Gracias». Ésa es la razón por la cual todos estamos deseando que duela durante diez segundos, porque ese pequeño dolor durante diez segundos proporciona a nuestro cuerpo horas y días sintiéndose de maravilla.

Vosotros, los estadounidenses, tenéis un dicho: el espíritu es voluntarioso, pero la carne es débil. Puede que ésa sea la cosa más falsa que se haya dicho nunca. Algunas personas, como Lavinia, inventaron ese dicho para disculpar la pereza. A cada uno de nosotros nos ha sido dada una máquina fantástica. Podemos mantener esa máquina en un perfecto estado durante toda la vida con nada más que una lubricación perfecta. Si quieres saber lo milagrosa que es, piensa en cómo batalla durante sesenta, setenta u ochenta años sin que le prestemos atención, y más bien la maltratemos: cigarrillos, alcohol, alimentos insalubres, intoxicaciones trasmitidas por el aire y debidas a los pesticidas, tensiones que Dios nunca tuvo la intención de que sufriera, y casi nada de ejercicio en absoluto excepto entrar y salir del coche y pulsar los botones del mando del televisor. Seguro que enfermará y se volverá menos eficiente, y que adquirirá susceptibilidad a gérmenes y virus, ya que sus defensas naturales están debilitadas. Se acaba con una columna vertebral débil y dolor en las articulaciones, que no han sido lubricadas en décadas. Y empieza a tener un aspecto y a actuar como lo que hemos dado en llamar «viejo». Pero entonces averiguas lo más sorprendente acerca de esta máquina. Con todo el maltrato, e independientemente de lo destrozada que esté (me da igual si tienes noventa y cinco años o si eres una especie de Frankenstein debido a las operaciones médicas), si empiezas a lubricarla adecuadamente de nuevo, si practicas este hatha yoga, volverá a estar bien al cien por cien prácticamente por sí misma.

»Tu cuerpo no es débil. ¡Tu cuerpo es fuerte! Es tu mente la que es débil, perezosa, descuidada y egoísta.

—Bikram –dice una chica silenciosa y seria–, ¿existe alguna explicación médica para la energía que obtienes del yoga? Uno pensaría que lo que hace es agotarte, y a veces, cuando lo practicas, no ves cómo podrías ser capaz de completar otra postura. Entonces, cuando la clase acaba y te levantas y te vas caminando, te sientes como…

—¿Mary Poppins? Sí, Celeste, existe una explicación científica, que también resulta ser algo que es de sentido común. Me has oído decir frecuentemente que en estos ejercicios de yoga utilizáis el cien por cien del cuerpo, mientras que en deportes como el tenis, correr, natación e incluso en algo como el *ballet,* sólo se ejercita entre el diez y el veinte por ciento del cuerpo. Todos los deportes y todos los ejercicios (e incluso algo como el *ballet)* son lo mismo. Estos pasatiempos no ejercitan todos los sistemas del organismo porque no fueron diseñados así y su intención no era ésa, mientras que el hatha yoga se inventó especialmente para lubricar, fortalecer y reparar el cien por cien de la maquinaria de tu cuerpo, incluyendo los tornillos flojos de tu cabeza.

»Observa, simplemente, lo que ya hemos hecho con sólo cinco posturas. Primero hemos empezado con los pulmones, enseñándoles a respirar profundamente y a ser tan elásticos como nunca lo han sido, y a bombear mucho oxígeno fresco hacia el aparato circulatorio. Entonces les hemos quitado el óxido a los dedos de las manos, los pulgares, las muñecas, los antebrazos, los codos, los bíceps, el cuello y la parte superior de la columna vertebral. Para hacer esto has tenido que utilizar cada músculo, tendón, ligamento, articulación, nervio y vaso sanguíneo que había ahí. Entonces nos hemos desplazado por tu cuerpo en sentido descendente y te hemos hecho estirar sus partes laterales, desde las axilas hasta las caderas y los muslos, y especialmente la cintura, y hemos estirado toda tu columna vertebral hacia la derecha y la izquierda. Entonces nos hemos desplazado y, con la espalda doblada te hemos hecho flexionar la columna vertebral hacia atrás y la zona pélvica y abdominal hacia delante. Entonces nos hemos inclinado hacia delante con la columna vertebral y hemos pasado a las piernas y los tendones, comprimiendo, al mismo tiempo, todo el abdomen para conseguir otras cosas en tu interior.

»Con la postura incómoda, hemos trabajado mucho con las piernas, las rodillas y los tobillos, y los pies y los dedos de los pies, mientras nos hemos ocupado de otro aspecto: tu concentración y tu equilibrio, haciendo que tu mente y tus nervios empezaran a ejercitarse. La postura del águila ha estirado unos hombros, y unas articulaciones de la cadera, los brazos y las piernas entumecidas, y ha despertado los órganos sexuales y los riñones. Llegado a ese punto, todo tu cuerpo y tu sistema nervioso se han calentado lo suficiente como para la postura de cabeza a rodilla de pie, que combina las habilidades de las cinco posturas anteriores y trabaja duro sobre tu sistema nervioso y tu mente, desarrollando concentración, paciencia, determinación y autocontrol.

»Además, en ciertas posturas, aplicas una técnica de torniquete. Eso significa que cortas el riego sanguíneo en una parte mientras fuerzas a que la sangre fluya, de forma muy fuerte y en gran cantidad, por otra parte del cuerpo. Entonces te relajas y dejas que todo vuelva a fluir de forma normal. Esta técnica de ejercitación dura y luego de completa relajación es la clave para «el reino de la buena salud». Y la relajación es muy muy importante. Llévala a cabo de forma tan seria como las posturas.

»¿Veis, Celeste y Terry Dos, lo científico que es este hatha yoga? A partir de aquí continuaremos trabajando sistemáticamente por vuestro cuerpo sin dejar ni un órgano, hueso, articulación, músculo, ligamento, tendón, vaso sanguíneo, nervio o glándula sin lubricar. Las raíces de vuestro cabello y de vuestras uñas lo notarán, al igual que vuestros dientes, vuestros ojos y vuestra cara: *todo*.

»Por eso, cuando trabajáis tan duro en clase, a veces pensáis que no podéis continuar, y luego os encontráis, al final, con que os sentís de maravilla. Es porque cuando habéis acabado, el cien por cien de vuestro cuerpo está funcionando a su nivel óptimo, al máximo posible. Vuestro cuerpo canta de felicidad. Esta sensación de alegría se llama Energía.

»En un minuto os explicaré lo que sucede entonces con vuestra nutrición para que os dé incluso más energía, pero antes haremos que vuestro cuerpo os escriba una nota de agradecimiento incluso mayor.

»Empecemos, por favor…

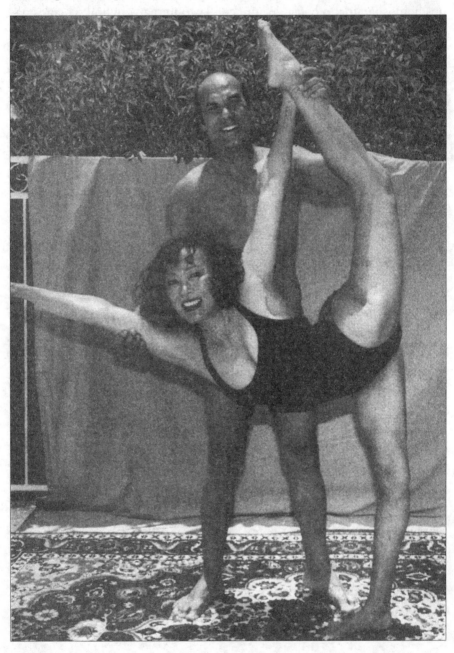

IDEAL

1 Sostente sobre la pierna izquierda. Gira la palma de la mano derecha de modo que apunte hacia el techo y, manteniendo la palma mirando hacia arriba, desplázala hasta que te quede por detrás del cuerpo. Flexiona la rodilla derecha y eleva el pie derecho hacia atrás y hacia arriba, colocándote este pie sobre la mano ahuecada. Agarra firmemente el empeine unos cinco centímetros por debajo de los dedos de los pies. La muñeca se encontrará en el lado interior del pie, los dedos de las manos señalarán hacia la parte exterior, y la planta del pie derecho estará mirando al techo.

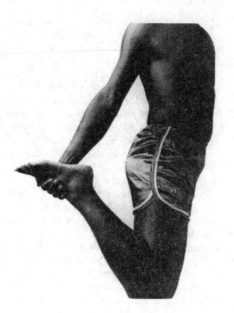

2 Extiende y fija la rodilla de la pierna de apoyo, con los músculos del muslo contraídos. Eleva el brazo izquierdo por delante de ti, con el codo extendido y fijo, los dedos de la mano pegados y señalando hacia delante. Mantén el brazo cerca de la cabeza a lo largo de toda la postura.

Postura del arco armado de pie

REALIDAD

1 Fíjate detenidamente en la fotografía. Todo el mundo se equivoca con el agarre la primera vez.

2 Al igual que en la postura de cabeza a rodilla de pie, la pierna de apoyo *debe* permanecer completamente recta. Por lo tanto, si eres principiante, haz sólo tanto como puedas mientras mantienes la rodilla extendida y fija. Recuerda, además, que no debes permitir que el brazo descienda. Piensa en él como en un hermano siamés de tu cabeza.

IDEAL

3 Ahora coloca las caderas en la misma perpendicular, echándolas hacia delante, con la rodilla elevada apuntando directamente hacia el suelo. Concéntrate en un punto delante de ti y, formando un bloque sólido desde las articulaciones de las caderas hasta los dedos de las manos, balancéate hacia delante hasta que el abdomen quede paralelo al suelo. Al mismo tiempo estira los dedos de los pies y da una patada con el pie derecho hacia arriba y hacia atrás con todas tus fuerzas, haciendo fuerza contra la mano ahuecada. (No permitas que tu pie se desprenda del agarre de la mano).

Sigue dando patadas con el pie hacia arriba y hacia atrás hasta que veas como el pie y le pierna surgen perfectamente rectos hacia arriba desde la parte posterior de la cabeza. Da patadas más hacia arriba. Haz que te duela un poco en la parte posterior de la pierna de apoyo. Tu objetivo consiste en patalear hasta que estés de pie completamente abierto de piernas, con ambas rodillas extendidas y fijas. (Cuanto más alto

patalees con la pierna, más tendrás que deslizar la mano hacia abajo desde el pie hasta la parte delantera de la pierna.) Mantente en esa postura durante diez segundos. Respiración con una proporción de 80-20.

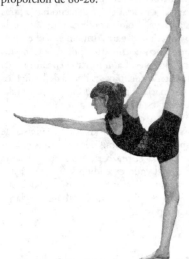

Postura del arco armado de pie

REALIDAD

3 Por imposible que pueda parecer esta postura la primera vez que intentes llevarla a cabo, se trata de la postura que suele molestarle menos realizar a la gente, y la que con más ganas adoptan, además de hacerlo a la perfección. Es tan hermosa que incluso en las etapas iniciales te sentirás como Nureyev o Fonteyn.

El consejo más importante que puedo darte en este momento es que no corras para adoptar esta postura. Por lo tanto, una vez que hayas logrado dejar de ir dando saltitos con una pierna, asiéntate firmemente. Fija los ojos en un punto, extiende y fija la rodilla de apoyo, coloca las caderas al mismo nivel y echa la rodilla elevada hacia el suelo. Los dos muslos estarán entonces apuntando directamente hacia delante, la parte inferior del pie elevado apuntará directamente al techo y los dedos señalarán directamente hacia la pared posterior: todo estará perfectamente hacia arriba, abajo, delante y detrás. En el yoga los pies no se vuelven hacia fuera como en el *ballet*. Sólo después de haber practicado lo expuesto anteriormente deberías empezar a pivotar hacia delante, reforzando en todo momento los ángulos rectos hacia arriba y hacia abajo y hacia delante y

hacia atrás con los que empezaste. Lo más importante es que no permitas que la rodilla elevada se balancee hacia un lado como si fuera el ala de un pollo.

Recuerda que el nombre de esta postura es el arco armado de pie, así que usa tu cuerpo exactamente como si se estuviera armando un arco y tirando de su cuerda, como haría un arquero. Esto significa que debes arquear la cabeza y la columna vertebral más hacia atrás mientras pivotas hacia delante. Si empiezas a perder el equilibrio, eleva el brazo y la cabeza más *hacia arriba* y patalea más fuerte en dirección hacia el techo y hacia atrás contra la mano, tensando el «arco» todavía más o «cogiéndote y elevándote de los cordones de las botas». Te sorprenderás de cómo restablece esto el equilibrio.

Naturalmente, debes hacer que te duela en la parte posterior de la pierna de apoyo, pero nunca te *zambullas* hacia delante o patalees hacia arriba con fuerza o brusquedad, y nunca lleves a cabo la postura del arco armado de pie con los músculos fríos y no preparados. En otras palabras, por muy bonito que pueda ser contar con un truco espectacular en una fiesta, no lo hagas.

4 Vuelve lentamente a la posición central. Realiza la postura, invertida, con el otro lado, sujetándote el pie izquierdo con la mano izquierda y equilibrándote sobre la pierna derecha. Aguanta diez segundos. Luego vuelve lentamente a la posición central y relájate un momento antes de llevar a cabo una segunda serie: diez segundos con la derecha y otros tantos con la izquierda.

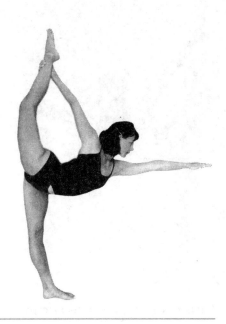

4 Una vez que coloques el abdomen verdaderamente paralelo al suelo (y sólo entonces), empezarás a conseguir la elegante abertura de piernas que se muestra en las fotografías.

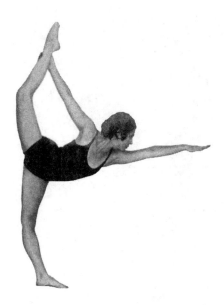

IDEAL

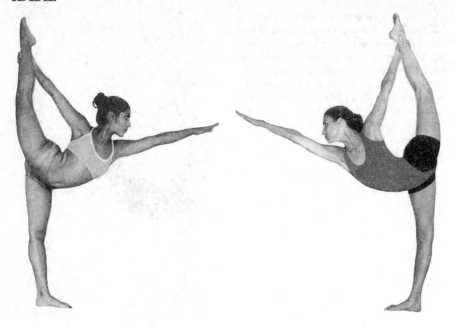

Postura del arco armado de pie

REALIDAD

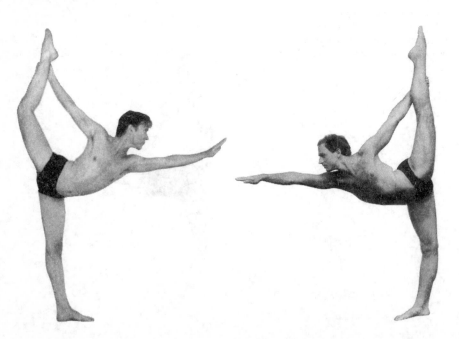

Beneficios

La postura del arco armado de pie es un ejemplo del efecto «torniquete» o «presa» en el yoga, ya que trasfiere a circulación de una parte del cuerpo a la otra y luego la iguala, haciendo que circule sangre fresca a cada órgano y glándula internos para mantenerlos sanos.

Al igual que la postura de cabeza a rodilla de pie, esta postura ayuda a desarrollar la concentración, la paciencia y la determinación. Desde el punto de vista físico reafirma la pared abdominal y la parte superior de los muslos, y endurece la parte superior de los brazos, las caderas y las nalgas. Incrementa el tamaño y la elasticidad de la caja torácica y de los pulmones y mejora la flexibilidad y la fuerza de la parte inferior de la columna vertebral y de la mayoría de los músculos del cuerpo.

Apuntes de clase de Celeste

Todos los demás te han estado hablando sobre el peso que han perdido y cómo el yoga es de ayuda para su espalda, etc. Bueno, yo he tenido otros problemas. Francamente, tenía varios tornillos sueltos en mi cabeza. (Si tienes menos de dieciocho años, se supone que no debes padecer problemas graves, pero si eres menor de edad seguro que te parecen suficientemente graves).

Aquello de lo que Bikram hablaba antes (de ese oasis fresco en el que se convierte el yoga y de la forma en la que uno se olvida de sus problemas mientras lo practica, además de cómo después eres capaz de manejar la presión y las tensiones mucho mejor y encontrar soluciones a los problemas) *sucede* de verdad.

Es un hombre sabio este Bikram. Nunca promociona el lado espiritual o meditativo del yoga, sino que sólo enseña el hatha yoga, ya que sabe que si lo practicas regularmente te darás cuenta de lo espiritual por ti mismo, de forma tan natural como la cola que sigue al cordero.

Ése es uno de los problemas del yoga, por supuesto. Es lo mismo que enamorarse. Si no has estado ahí, sólo puedes pensar que lo comprendes.

Tengo una teoría acerca del yoga. El yoga es implosión. Teóricamente, al igual que se puede hacer que la materia se desplace hacia fuera con fuerza y energía (explosión), se puede hacer que se desplace hacia dentro, hacia su interior, generando una fuerza y una energía incluso *mayores* (implosión). Estos agujeros negros misteriosamente poderosos que hay en el cielo y que los astrónomos estudian son el resultado de la implosión.

De cualquier forma, cuando, por ejemplo, sigues las indicaciones de Bikram y te agarras de los cordones de las botas (te desplazas hacia el interior en la postura del arco armado de pie para mantener el equilibrio), estás *implosionando*. No estoy diciendo que por desplazarte hacia el interior de ti mismo, tal y como haces en el yoga, vayas a generar tanta energía que desaparezcas en un gran soplido de silencio, dejando nada más que un agujero negro en medio de tu cuarto de estar; pero descubrirás fuentes enormes y completamente insospechadas de *fuerza*, energía y poder.

Es sólo *mi* opinión, por supuesto, pero piensa en ello mientras practicas la siguiente postura, la del palo en equilibrio.

TULADANDASANA
Postura del palo en equilibrio

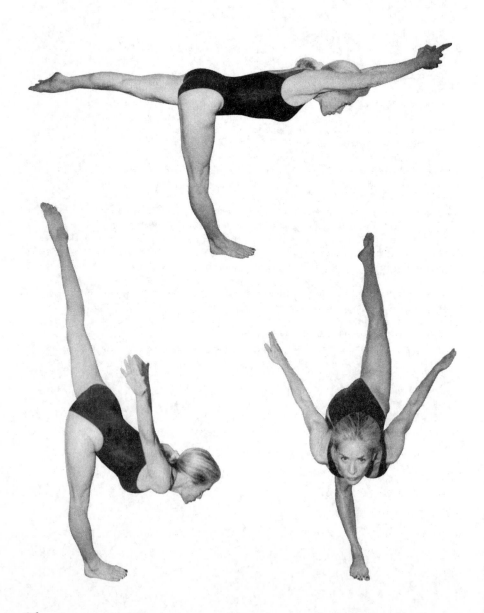

SIETE

—Susan, ¿cómo es que hoy no me has traído galletas con trocitos de chocolate?, ¿estás enfadada conmigo? Ella hace las mejores galletas con trocitos de chocolate, Terry Dos. Muchos trocitos de chocolate y poca galleta, ¡y masticables! Le pido la receta, pero no me la da.

—Si te diera la receta –dice Susan– ya no me necesitarías más.

—*Por supuesto* que te necesito. *Siempre* te necesito. ¿Qué haría para demostrar a los principiantes cómo no hacerlo si no tuviera a nadie que se cayera hacia atrás durante la postura incómoda?

»¿Sabéis por qué se cae? Por todas esas galletas con trocitos de chocolate que no me ha dado, que se come ella y que se le ponen en los lugares inadecuados.

—Bikram –pregunta Archie–, ¿cómo conservas la línea con todo lo que comes? Háblanos de ti, que eres todo un «yonqui» de la comida basura.

—No te preocupes por mi digestión. Cuando puedas hacer todo lo que yo puedo, entonces tú también podrás comer todo lo que quieras. Tengo la digestión perfecta y puedo comer alimentos en conserva, si así lo deseo. Independientemente de lo que coma, obtengo prácticamente el cien por cien de la nutrición que contiene. El yoga me pone en tan buena forma que obtengo toda la nutrición o la energía que tengo que obtener, la quemo completamente y mis intestinos perfectos le enseñan al resto la puerta de salida. Cuarenta y cinco minutos y todo pasa a través de todo mi cuerpo.

—En tal caso –dice Hilda– llevas cinco minutos de retraso.

—De acuerdo, adelante, reíos, pero hablo en serio. De lo que tenéis que daros cuenta es de esto: recordad que os dije que el yoga mejora el sistema abdominal, lo que incluye la digestión. La mayoría de las personas (gente perezosa y sedentaria, con todos sus sistemas en mal estado y que no funcionan de forma eficaz en absoluto) comen un kilo de alimento y su digestión es capaz de convertir tan sólo un veinticinco por ciento de ese alimento en nutrición. El resto son productos de desecho, pero no todos ellos son eliminados. Gran parte permanece en el cuerpo en forma de grasa o colesterol, por ejemplo, provocando una presión sanguínea elevada, problemas cardíacos y un agotamiento constante.

»A medida que progreséis con el yoga, vuestra digestión será más saludable y eficiente. Seréis capaces de trasformar cada vez una mayor cantidad de un kilo de alimento en nutrición, lo que significa *energía*. Entonces necesitaréis mucha menos comida que antes, y cada vez una menor cantidad de ese kilo de alimento se convertirá en productos de desecho que permanecen en el cuerpo para generar grasa y provocar enfermedades y la sensación de cansancio. Ésa es la razón por la cual también os encontraréis con que necesitáis menos horas de sueño. Dormir mucho es como una muleta que necesita vuestro cuerpo para recuperar energía sólo cuando vuestro aparato digestivo no está obteniendo toda la nutrición del alimento y generando energía. El hatha yoga es la única actividad física del mundo que *incrementa* la energía en lugar de quemarla. Incluso obtiene la energía de la comida basura.

»¿Sabéis?, nadie dice que si practicáis yoga tengáis que estar chiflados, consumir sólo alimentos sanos y no disfrutar de vosotros mismos. De hecho es al contrario. Un cuerpo que funciona bien simplemente tiene muchas ganas de convertir cualquier caloría que pueda encontrar en energía. ¿Podéis comprender un poco ahora por qué vuestra grasa se derrite mientras practicáis yoga?

»También es algo tan sencillo y tan de sentido común que no hay nada misterioso, místico o *hippy* en lo que os estoy explicando. Es igual que una suma sencilla. Sin el yoga tenéis que comer tres veces al día y dormir ocho horas para que la energía circule, y lo que sucede es que la energía va reduciéndose cada vez más a medida que pasan los años debido a todos los productos de desecho, por lo que coméis y dormís más para compensar. Y vuestro cuerpo se vuelve incluso menos eficiente, por lo que os sentís incluso más cansados y os veis afectados por enfermedades internas.

»Con el yoga sucede exactamente todo lo contrario. Cuanto más lo practicas más sanos se vuelven tus sistemas corporales, menos tienes que comer y menos tienes que dormir. Yo duermo unas dos horas por la noche porque tengo un cien por cien de energía debido al yoga.

—¿De verdad duermes sólo dos horas cada noche, Bikram?

—De verdad. Todos los hombres de negocios, como Reggie, estáis muy preocupados por la eficiencia y el uso de vuestro tiempo. Simplemente pensad en todas las cosas maravillosas que podríais hacer si no tuvierais que pasar la mitad de vuestra vida comiendo y durmiendo, si dispusierais de veintidós horas al día para trabajar, jugar, amar y disfrutar.

—Por favor –dice Archie–, ya tenemos suficiente problema con la población mundial tal y como están las cosas ahora, y especialmente con la India. Ahora ya sabemos por qué.

—Eres un obseso. Creo que practicas demasiado la postura del águila. Temo decepcionarte, pero cuando alcanzas un nivel tan avanzado en el hatha yoga que sólo quieres dormir dos horas, tu mente está ocupada en cosas más elevadas.

La clase abuchea para expresar un escarnio afable.

—Simplemente por eso, empecemos, por favor…

IDEAL

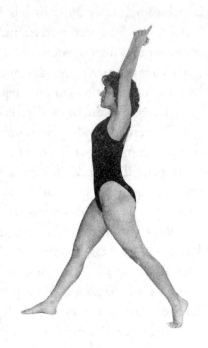

1 Ponte de pie con los pies juntos. Estira los brazos por encima de la cabeza, a cada lado de ésta, con las palmas unidas, los codos extendidos y fijos y los bíceps en contacto con las orejas, sin que se pueda ver pasar la luz entre ambos. Entrecruza los pulgares y estira tu aguja de la iglesia hacia el cielo tanto como puedas.

Da un gran paso (de unos sesenta centímetros) hacia delante con la pierna izquierda. Apuntala los dedos del pie izquierdo por detrás del cuerpo. Concéntrate en un punto en el suelo por delante de ti. Inspira.

Postura del palo en equilibrio

REALIDAD

1 Prepárate de forma tan segura y firme como hiciste con la postura del arco armado de pie. Endereza tu aguja de la iglesia y desplaza la cabeza y los hombros tan hacia atrás como puedan, más allá que nunca, permitiendo que el tórax se hinche hacia delante. Ésa es, exactamente la posición del dorso que vas a mantener a lo largo de toda la postura: por lo menos puedes *intentarlo*.

Al igual que en la postura del arco armado de pie, ésta es una postura totalmente paralela desde delante hasta atrás y desde arriba hasta abajo. Por tanto, cuando des el gran paso hacia delante con el pie derecho, comprueba la cadera izquierda. Si has permitido que se tuerza ligeramente hacia la izquierda, coloca ambas caderas y el torso de modo que miren directamente hacia el espejo y mantenlos nivelados.

2 Ahora, manteniendo las caderas niveladas y los músculos contraídos, y formando una sola pieza desde los dedos de las manos hasta los dedos de los pies, pivota directamente hacia delante sobre las articulaciones de las caderas, elevando la pierna izquierda por detrás de ti hasta que los brazos y el torso estirados, la pierna izquierda con la rodilla extendida y fija y el dedo gordo del pie extendido estén completamente paralelos al suelo. Mantén la rodilla de la pierna de apoyo completamente extendida y fija. Visto desde el lado, parecerás una «T». Respira en una proporción de 80-20 y permanece como una estatua hasta contar, honestamente, hasta diez.

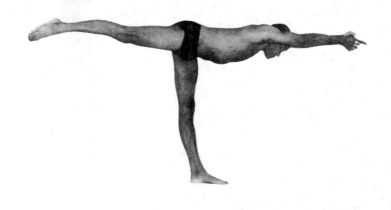

2 Mientras pivotas hacia delante, usa toda tu fuerza y determinación. Asegúrate de desplazarte como si fueras de una sola pieza (eso significa mantener exactamente la posición con la que empezaste). Para hacer que esto resulte más fácil, imagina que el suelo es un foso lleno de cocodrilos hambrientos. Tu pierna de apoyo no corre ningún peligro, ya que, afortunadamente, está muy bien metida dentro de un repelente de cocodrilos, pero el resto de tu cuerpo se encuentra en grave peligro. la única forma de mantener el abdomen, el tórax y la pierna izquierda seguros consiste en estirar el torso hacia delante como un loco, elevando y siempre elevando los brazos y la cabeza, mientras te estiras más y más hacia atrás, con el pie extendido, y señalando cada vez más hacia delante con las puntas de los dedos de las manos, mientras te elevas en la parte delantera y la posterior del cuerpo.

Si puedes pivotar hacia delante sólo cinco centímetros hoy, que así sea. Mañana serán veinticinco centímetros. Recuerda mantener la cadera izquierda nivelada. Cuanto más la presiones hacia abajo mayor será el estiramiento sentirás en la parte posterior de la pierna de apoyo. Esto es bueno. Estira más.

Decide que vas a hacerlo durante diez segundos y no te rindas. Tú, en casa, sin mí gruñéndote y gritándote en persona, vas a tener que luchar duro contra esa tentación. Buena suerte.

Tuladandasana

IDEAL

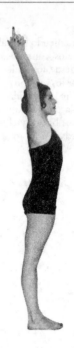

3 Retrocede al centro, con los pies juntos y los brazos todavía estirados por encima de la cabeza, los codos extendidos y fijos, los bíceps en contacto con las orejas, los dedos de las manos entrelazados, los índices liberados y pegados entre sí y los pulgares cruzados, con un agarre bueno y firme.

Postura del palo en equilibrio

REALIDAD

3 ¡Granuja!, gritas. Todos quieren dejar que sus manos se colapsen y que descansen sobre su cabeza durante un instante antes de llevar a cabo la postura con la pierna izquierda como pierna de apoyo. Por razones de resistencia física y disciplina no sucumbas a esta tentación.

4 Ahora invierte la postura usando la pierna izquierda como pierna de apoyo, pivotando de nuevo sobre las articulaciones de las caderas como si formaras un bloque desde las puntas de los dedos de las manos hasta el dedo gordo del pie derecho, que ahora estará apuntando directamente hacia atrás por detrás del cuerpo, hasta que todo el cuerpo quede paralelo al suelo. Mantén la rodilla de la pierna de apoyo completamente extendida y fija. Aguanta hasta haber contado hasta diez. Respira en una proporción de 80-20.

5 Vuelve a la posición central, haz descender los brazos a cada lado del cuerpo y descansa un momento. Entonces lleva a cabo una segunda serie, primero sobre la pierna derecha y luego sobre la izquierda, manteniendo la postura durante diez segundos con cada lado. Luego vuelve a descansar.

4 Llegado a este punto estoy seguro de que te darás cuenta de lo difícil que es no dar de comer a los cocodrilos.

5 Rara vez te habrás ganado mejor un descanso.

Beneficios
El palo en equilibrio perfecciona el control y el equilibrio mejorando las capacidades físicas, psicológicas, y mentales. Además, reafirma las caderas, las nalgas y la parte superior de los muslos, además de proporcionar a las piernas los mismos beneficios que la postura de cabeza a rodilla de pie. Incrementa la circulación y fortalece el músculo cardíaco, además de expandir la capacidad pulmonar. Es uno de los mejores ejercicios para corregir la mala postura, fortalece la flexibilidad del músculo dorsal ancho, del deltoides y del trapecio, y mejora la flexibilidad, la fuerza y el tono muscular en los hombros, la parte superior de los brazos, la columna vertebral y las articulaciones de las caderas.

Apuntes de clase de Stephanie
¿Tienes idea de lo que significa para mí ser capaz, siquiera, de intentar un ejercicio como éste (y ser capaz de realizarlo correctamente casi al 100 por 100) después de que me hayan extraído pedazos de la columna vertebral y de llevar años realizando ejercicios de recuperación de tracción? ¿Tienes idea de lo que se siente al *moverse* de nuevo y hacer mil pequeñas cosas que la mayoría de la gente da por sentadas?

Cuando se piensa en ello, una hora, más o menos, al día no es mucho que dar para el mantenimiento de una máquina que tiene que llevarte de un lugar a otro veinticuatro horas al día durante setenta u ochenta años. Sé de gente que pasa todo ese tiempo trasteando con su coche.

¿Qué es eso que dicen del valor que tiene nuestro cuerpo? No es tan caro como un automóvil. Ochenta y siete céntimos, quizás un poco más con la inflación. Aun así, si algo va mal con esta máquina que vale menos de un euro, las reparaciones no sólo pueden costarnos decenas de miles de euros, sino que el trabajo no tiene garantía, tal y como descubrí cuando mi operación me sumió en lo que parecía un purgatorio de por vida.

Sé lo precioso que es mi saco de huesos de ochenta y siete céntimos y voy a mantener cada céntimo brillante y lustroso.

DANDAYAMANA-BIBHAKTAPADA-PASCHIMOTTHANASANA
Postura de estiramiento de pie con las piernas separadas

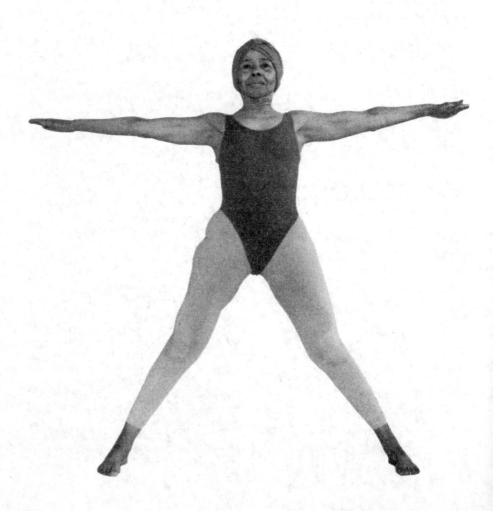

OCHO

—¿Sabéis que todos y cada uno de vosotros habéis estado aguantando la respiración durante prácticamente los diez segundos de la última serie del palo en equilibrio? Ninguno de vosotros ha respirado en una proporción de 80-20, tal y como os he dicho que hicierais. ¿Qué sucede? ¿No entendéis mi idioma? ¿Qué palabras tengo que emplear? ¿Cuán alto tengo que gritar? Estáis haciendo, simplemente, que sea más duro para vosotros no respirando. El no respirar contribuye a que no os relajéis, ya que al aguantar la respiración hacéis que vuestros músculos permanezcan tensos. En esta próxima postura quiero *oíros* a todos respirar, poniendo gran énfasis en la espiración. Veréis entonces que durante la espiración vuestros músculos se relajarán más y más y podréis sumergiros de forma profunda y cómoda en la postura.

Respirar es muy importante. Hay toda una parte del yoga llamada *pranayama* que consiste en el control de la respiración. Iniciamos la clase con la postura de la respiración profunda de pie, que forma parte de la serie del *pranayama*, pero por el momento todo lo que os estoy pidiendo es que respiréis de forma **normal**.

»Otra razón por la cual debéis respirar durante la postura es para mantener al oxígeno desplazándose por el torrente sanguíneo, de modo que llegue y alimente las partes que se están ejercitando en cada postura. Aparte de todo eso, nada de oxígeno significa que los músculos se cansan más rápidamente. Una mayor cantidad de oxígeno llegando a los músculos significa más energía. Llevar a cabo el ejercicio mientras no se bombea este buen oxígeno hacia el interior de la sangre implica robarte a ti mismo la mitad de los beneficios que aporta la postura.

—Bikram —dice Charlie—, no entiendo cómo puedes respirar en medio de una de estas posturas.

—No lo comprendes porque no lo has intentado.

—¡Lo he intentado, y es difícil! Ciertamente, no lo llamaría respiración normal, estando retorcido como un muelle y con todo el cuerpo en tensión y en una postura antinatural.

—¿Por qué insistís los estadounidenses en pensar que las posturas son antinaturales? No hay nada antinatural en este mundo de Dios. Su fuera antinatural no podría existir. Lo que hacemos aquí son, simplemente, cosas que no estáis *acostumbrados* a hacer. Y la forma más segura y rápida de que progreséis en el yoga consiste en que practiquéis estas posturas por vuestra cuenta: acomodaos en su interior, tomad una buena taza de té, examinadlas y *respirad con normalidad*. No son nada que tengáis que temer. Son, de verdad, vuestras mejores amigas, deseosas de ser unos lugares confortables y agradables que visitar.

»Todos vosotros estáis contando los segundos mientras os encontráis en las posturas, con nada más en vuestra mente que lo rápido que podáis salir de ellas. Por eso aguantáis la respiración. Tenéis la vista fija en el agujero y no en la rosquilla. De esta forma podéis morir de hambre muy rápidamente.

»Hacedme todos un favor: la siguiente postura llevadla a cabo como si vuestro cuerpo fuera una habitación en la que estéis entrando. Examinadla, sed conscientes de todo. Mantened vuestra concentración en todas las cosas que hay en su interior, qué está haciendo la postura a cada parte de vuestro cuerpo, qué tal se siente todo. Intentad mirar en todos los rincones y debajo de las alfombras, abrid los armarios, memorizad la arquitectura, comprobad la instalación eléctrica y las tuberías, buscad cosas que necesiten una reparación o que les quiten el polvo o que las limpien. Haced que sea una visita relajada, respirando hondo y bien, sin miedo, y mostraos muy sorprendidos cuando os llame para que salgáis de la postura.

»Lo digo muy en serio. Quiero que todos hagáis esto por mí ahora. Vais a entrar en una habitación llamada estiramiento de pie con las piernas separadas. Intentad no pensar en nada más que en esa habitación y dadme un informe detallado de cada pequeño rincón y armario que hay en ella cuando salgáis.

»De acuerdo. Por favor, empecemos…

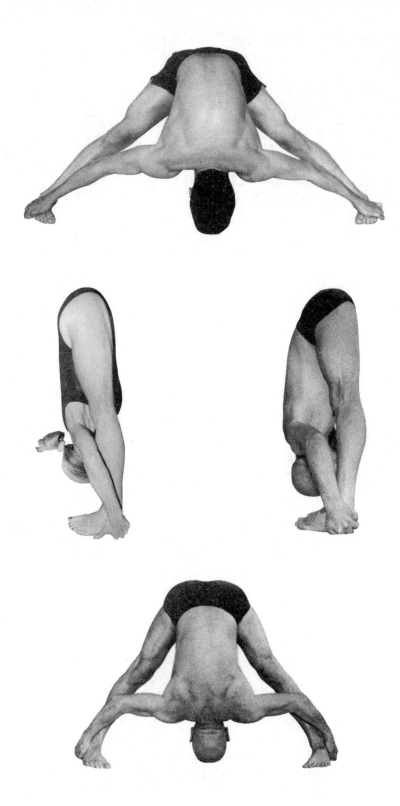

IDEAL

1 Empieza con los pies juntos y con los brazos a cada lado del cuerpo. Da un gran paso hacia el lado derecho, de 1,20 m como mínimo. Al mismo tiempo, eleva los brazos hacia cada lado del cuerpo hasta que queden paralelos al suelo. Haz que ambos pies apunten hacia delante, con los dedos de los pies ligeramente vueltos hacia el interior, las piernas rectas y ambas rodillas extendidas y fijas. Espira.

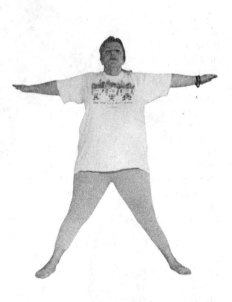

Postura de estiramiento de pie con las piernas separadas

REALIDAD

1 Cuanto más separados estén los pies más sencillo resultará el estiramiento. Y la pose con los dedos de los pies ligeramente vueltos hacia el interior ayuda a evitar que los pies se deslicen hacia fuera y prácticamente consigue que las piernas se arqueen hacia atrás, cargando peso sobre los *talones*, que es donde debería estar. Deberás practicar esta postura sobre una superficie antideslizante para así evitar abrirte de piernas (cosa nada deseable). Una alfombra suele ser lo mejor.

Aquéllos de vosotros que tengáis problemas para dar un paso lateral de por lo menos 1,20 m seguid intentándolo y tened paciencia.

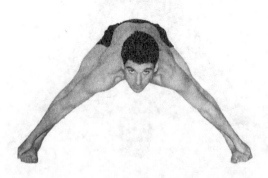

2 Manteniendo las piernas rectas y las rodi- llas extendidas y fijas, flexiona el cuerpo hacia delante desde la parte inferior de la espalda y desliza las manos por la parte externa de las piernas hasta llegar a los tobillos. Agarra firmemente la parte posterior de los tobillos cerca de los talones, con todos los dedos juntos y el pulgar en la parte exterior del pie.

Ahora, tirando en línea recta de los talones y las piernas, toca el suelo con la frente, teniéndola tan cerca del cuerpo como sea posible. El peso se asienta sobre los talones y muy poco sobre la cabeza. (Aquéllos de vosotros que estéis tocando con la frente, juntad los pies un poco más para hacer que el estiramiento sea más duro, e intentad colocar la cabeza a través de las piernas, hacia vuestra parte posterior). El objetivo es que vuestra espalda acabe estando perfectamente recta, y no curvada. Permaneced diez segundos en esta postura, con los ojos abiertos, espirad y tomad notas sobre la decoración de la habitación.

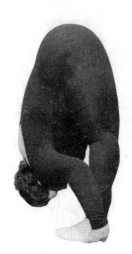

2 Una vez que captes la idea de esta postu- ra, la posición del cuerpo y el peso llevarán a cabo la mayor parte del trabajo, permitiendo que permanezcas ahí y que estires. Casi podrías quedarte dormido. ¿Cómo alcanzar este mini- Nirvana? Buenas noticias: no es difícil. Todo lo que necesitas es la paciencia para avanzar un par de centímetros más cada día, además de algunas indicaciones.

El primer día o dos, una vez que las piernas estén correctamente posicionadas, puede que simplemente desees posar las manos sobre el suelo, por delante del cuerpo, a unos treinta centímetros por delante. Entonces, manteniendo las piernas rectas, flexiona los codos hacia el suelo y echa el cuerpo hacia delante, como una rueda, intentando tocar el suelo con la frente. De esa forma empezarás a estirarte y percibir la sensación de la postura y el equilibrio.

Ahora es obvio que para que la frente toque el suelo vas a necesitar cada centímetro de tu cuerpo que puedas encontrar. Afortunadamente, el cuerpo esconde todos tipos de centímetros extra

para estirar en los músculos y los tendones tensos ¿Recuerdas al Hombre de Goma de los cómics? Una vez te hayas estirado, al igual que él, pronto te encontrarás doblándote completamente el doble desde la base de las nalgas.

En mi clase de principiantes enseño sólo los métodos expuestos anteriormente; pero como estás practicando por tu cuenta te ofrezco un método alternativo.

Da el gran paso a un lado, deja reposar las manos cómodamente sobre los muslos y permite que los muslos, la rabadilla y las nalgas se relajen. Siente como el peso del torso se está hundiendo directamente sobre la entrepierna, forzando las nalgas relajadas a echarse todavía más hacia atrás.

A medida que se fuerzan las nalgas a desplazarse hacia atrás, te encontrarás con que las piernas también se arquean cada vez más hacia atrás y que el torso pivota automáticamente hacia delante desde la articulación de las caderas. Mientras pivotas, permite que las nalgas se relajen continuamente cada vez más hacia atrás y eleva la cabeza y arquea la columna vertebral un

IDEAL

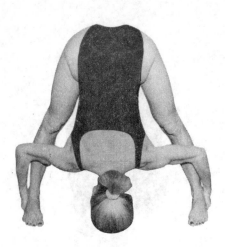

3 Yérguete lentamente. Vuelve a colocar el pie derecho en el centro. Descansa un momento. Repite luego la postura durante diez segundos.

Postura de estiramiento de pie con las piernas separadas

REALIDAD

par de centímetros hacia arriba por cada par de centímetros de descenso.

Mantén la columna vertebral recta todo el tiempo que te resulte posible. Siente los centímetros ocultos de potencial desplegándose. Mientras te desplazas hacia abajo, desliza las manos hacia abajo por el lado exterior de las piernas, hacia los tobillos. Una vez que puedas agarrarte los tobillos utiliza la fuerza de los brazos para que te ayuden a estirarte más hacia abajo.

Por último, echa la cabeza hacia abajo y tira con las manos, intentando tocar el suelo de una manera u otra. Te encontrarás con que esos últimos centímetros hasta llegar al suelo sólo se conseguirán después de haber relajado las nalgas todavía más y que, de este modo habrás desplazado tu peso plenamente sobre los talones.

Cuando hayas alcanzado tu límite, independientemente de cuál sea, mantente ahí durante diez segundos, relajando conscientemente las nalgas.

3 Una vez que estés tocando cómodamente el suelo con la frente, acorta tu paso lateral para hacer, constantemente, que la postura resulte más difícil, de modo que te estires cada vez más, y haciendo que la frente se acerque cada vez más al cuerpo y lo toque hasta que contacte con él entre las piernas.

¿Y no os he dicho lo relajante que puede resultar?

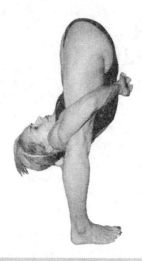

Beneficios

La postura de estiramiento de pie con las piernas separadas cura y previene la ciática mediante el estiramiento y el fortalecimiento de los nervios ciáticos y de los tendones de las piernas. Ayuda al funcionamiento de la mayoría de los órganos abdominales internos, especialmente del intestino delgado y el grueso, y mejora el tono muscular y la flexibilidad de los músculos, las pantorrillas, de las articulaciones de la pelvis, de los tobillos y de las caderas y de por lo menos las últimas cinco vértebras de la columna.

Apuntes de clase de Charlotte

No creo que haya ninguna otra postura de entre toda la serie de posturas que dependa tan totalmente de la relajación como la del estiramiento de pie con las piernas separadas. Mi conciencia sobre este hecho me llegó de forma accidental. No es que Bikram no me lo hubiera dicho cien veces, pero en el yoga no comprendes algo de verdad hasta que lo sientes suceder en tu interior. Durante semanas en clase con Bikram me abrí camino a través de esta postura utilizando mis manos sobre mis tobillos y la fuerza de mis brazos para que tiraran de mí hacia abajo mientras me concentraba en convertirme en una jirafa estirando mi cuello para intentar que mi frente se acercara un poco más al suelo, apretando los dientes debido al dolor en los tendones de las piernas. Entonces, un día, me disgusté. Estaba agotada de tanto tirar, los tendones de mis piernas estaban ardiendo y Bikram nos estaba haciendo quedarnos en esa postura durante más tiempo que nunca antes mientras charlaba con alguien sobre unas galletas de avena. No era justo. Por lo tanto, dejé de intentarlo. Me dejé ir completamente, me relajé y me quedé colgando.

Para gran sorpresa mía, los tendones de la pierna dejaron de dolerme, las piernas se arquearon hacia atrás, algo se relajó en la parte inferior de mi columna vertebral (de hecho, toda la zona pareció alargarse) y mi frente estaba, de repente, a sólo unos centímetros del suelo.

Observé con horror el enorme abismo de esos pocos centímetros restantes.

–¡Tócalo! –dijo Bikram, que todo lo ve– ¡Tú, Charlotte, tócalo!

Cuando Bikram usa ese tono se trata de una oferta que no puedes rechazar. Nunca podría decir cómo, después, lo hice, pero de repente, ahí me encontraba: era un trípode.

–Ésa es la primera vez para Charlotte. Démosle un aplauso.

Me alcé con una sonrisa estúpida, sin estar avergonzada en absoluto. Me había ganado la ovación, ya que un caso leve de poliomielitis cuando tenía doce años me dejó una espalda echada a perder crónicamente y unas articulaciones muy poco flexibles. Ahí estaba yo con la cabeza tocando el suelo.

Por tanto mi consejo es que os quedéis colgando en esa postura.

TRIKANASANA
Postura del triángulo

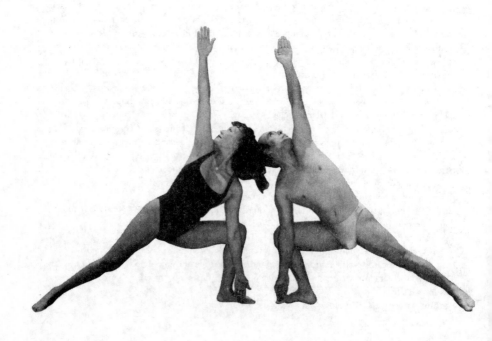

NUEVE

—Marlon, has hecho esa postura de estiramiento de pie con las piernas separadas fantásticamente.

—Gracias —masculla Marlon, con su tono indicando que sabe lo que va a venir.

—Sencillamente fantástico.

—Ummmhhhh.

—Pero, ¿sabes? todos los demás tenían la cabeza entre las piernas, mirando hacia la pared posterior, por lo que no podían ver cómo se debería llevar a cabo la postura en ultimísimo término. ¿Te molestaría adoptarla una vez más para mostrárselo?

Marlon se encoge de hombros, da un gran paso a un lado, coloca sus *manos por detrás de su espalda*, con las palmas de las manos planas y pegadas la una a la otra y apuntando hacia arriba, como en una postura para rezar y luego dobla el cuerpo ligeramente hacia delante, manteniendo el torso formando una línea totalmente recta desde el coxis hasta la nuca. Exactamente igual que una navaja, se dobla al máximo hasta que su frente se encuentra directamente sobre el suelo, entre sus piernas.

—Quédate ahí, Marlon, es bueno para ti. Pasa la cabeza más entre las piernas. Sylvia, hazlo tú también.

Sylvia reproduce la demostración, lo que podría desencadenar el cinismo de cualquiera. Sylvia podría ser cualquier cosa, desde una higienista dental a una abogada, pero desde luego no es una bailarina.

—¿Estáis los dos respirando con normalidad?

Se oyen dos afirmaciones entre dientes.

—¿Estáis tomando notas sobre la decoración?

—De acuerdo, ya podéis levantaros. Charlie, ¿qué aspecto tiene y qué se siente en el interior de tu postura de estiramiento de pie con las piernas separadas?

—Bastante lóbrego. Solía pensar que eran los nervios ciáticos y los tendones de las piernas los que me estaban deteniendo. Pero esta vez, pensando de verdad en el interior, he podido ver que el gran problema se encuentra en las caderas. Quiero decir que llego a un cierto punto y luego no sucede nada. Cero. La tensión asciende maravillosamente por las piernas y luego parece como si las caderas hubieran recibido una inyección de anestesia. Nunca me había dado cuenta de eso antes.

—De acuerdo. Así que ahí es donde te tienes que concentrar. Tienes que explorar mentalmente alrededor de tu región pélvica hasta que des con los pasillos adecuados, las puertas adecuadas y encuentres los interruptores de la luz. ¿Con qué crees que podrías tropezar mientras estás buscando?

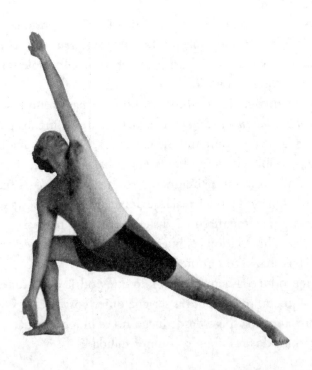

—Bueno, con las articulaciones de las caderas, por supuesto, y el origen de los nervios ciáticos en la parte inferior de la columna vertebral, con muchos órganos en el abdomen y los intestinos...

—Conoce estos órganos, hazte amigo de ellos, especialmente de tus intestinos. Esta postura es su favorita.

—Bikram –es Celeste–, tengo un problema en el interior de mi postura de estiramiento de pie con las piernas separadas. Ha estado cambiando durante el último par de días. Era relajada y confortable, y pensaba que lo tenía chupado, pero ahora siento un dolor en la parte posterior de mi rodilla derecha, y quiero decir verdadero dolor.

—¿El nervio ciático?

—¿Está en el lado exterior del lado posterior de la rodilla?

—Sí.

—No es eso. Esto se encuentra en el lado interior.

—Oh. Bien. Te has pillado el tendón interior. Esta postura es el único ejercicio en el mundo que ayuda a ese tendón.

—Sí, pero ¿por qué me duele de repente?

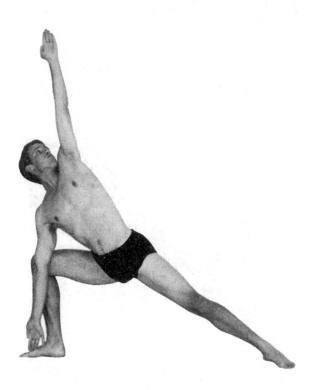

—¿Has experimentados muchos chasquidos en la articulación de tu cadera derecha últimamente?

—Sí, y la tengo un poco dolorida. Pensé que eso se debía a que se estaba volviendo más flexible.

—Así es. Y tienes que darte cuenta de que «volverte flexible» significa, literalmente, que tus huesos y articulaciones están cambiando. Esto es lo que el yoga hace por ti. No importa si tienes cinco u ochenta y cinco años: es la única actividad del mundo que modifica tu constitución, desde el hueso hasta la piel, interna y externamente, con respecto a la forma en que naciste. Tienes que darle a tu cuerpo tiempo para acostumbrarse a estos cambios. Si las articulaciones de tus caderas se están abriendo, esto se dejará sentir en los tendones y quizás también en otros lugares.

»Cada día dejarás atrás viejos dolores y te encontrarás con unos nuevos. Dejarás de sentir chasquidos o crujidos en un lugar y empezarán en otro lugar distinto. No te asustes. Esto significa, simplemente, que has encontrado una nueva frontera en tu cuerpo y que te está saludando. Lo desalentador sería tener siempre los mismos dolores y chasquidos. Esto significaría que estarías estática, sin avanzar.

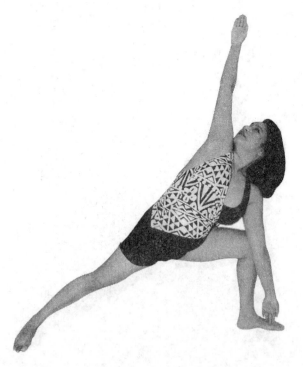

»Lo que tienes que hacer, Celeste, es seguir practicando yoga cada día. Lo peor que se puede hacer cuando te duele algo es abandonar el yoga debido al miedo, ya que entonces la curación te llevará diez veces más tiempo. Simplemente hazlo muy lentamente, con mucho cuidado y no fuerces; avanza sólo hasta donde puedas sin sentir verdadero dolor.

»Martha, lo has hecho muy bien esta vez.

—Lo sé. Manteniendo mi mente en el interior, capto de verdad la sensación de relajación en las nalgas. Lo he examinado todo y le he dicho a cada centímetro de mi cuerpo que se desprenda de todo.

—La sensación es rara la primera vez, ¿verdad?

—Bueno, en cierto modo te alegras de que nadie se aparezca de repente desde detrás...

—Ni siquiera la ancianidad puede aparecerse de repente desde detrás ahora que habéis aprendido a permitir que vuestros músculos se sientan vulnerables.

»Esta postura la voy a llevar a cabo junto a vosotros, ¿de acuerdo? Empecemos, por favor...

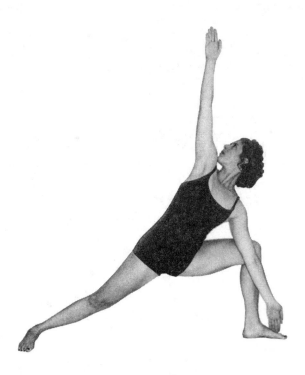

IDEAL

1 (En esta postura haz exactamente todo lo
que te diga, y no antes ni después.) Ponte
de pie con los pies juntos, los brazos hacia arriba, por encima de la cabeza y a cada lado del
cuerpo, con las palmas juntas. Inspira.

2 Da un paso hacia la derecha con la pierna derecha, de unos 1,20 m y, al mismo
tiempo, baja los brazos hasta que estén paralelos al suelo, con las palmas apuntando hacia
abajo.

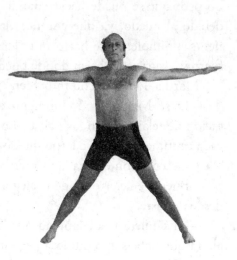

Postura del triángulo

REALIDAD

1 Ya estás convirtiéndote en un experto en
esto.

2 Ya te has visto preparado con la postura de
estiramiento de pie con las piernas separadas
para el gran paso lateral, así que asegúrate de que
sea bien amplio. Si no es así, tendrás que ajustar
tu posición en medio de la postura.

3 Mantén la rodilla izquierda extendida y fija y gira el pie y la pierna derechos directamente hacia la derecha. Echa las caderas y el vientre hacia delante e inclina la parte superior del cuerpo hacia atrás. Ahora flexiona la rodilla derecha directamente hacia la derecha y (manteniendo la columna vertebral recta) desciende lentamente hasta que la parte posterior del muslo derecho esté paralelo al suelo. La cara, el cuerpo, el pie izquierdo y las caderas estarán señalando directamente hacia delante y las caderas estarán a la misma altura. Mantén recta la pierna izquierda y el pie izquierdo completamente asentado sobre el suelo.

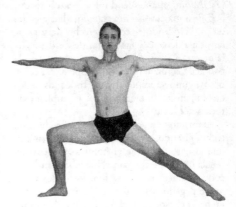

3 la orden de mantener las caderas a la misma altura y señalando hacia delante y la instrucción de descender hasta una posición paralela o mantenerla ahí te parecerán ridículas el primer día. Anímate. las cosas se pondrán peor.

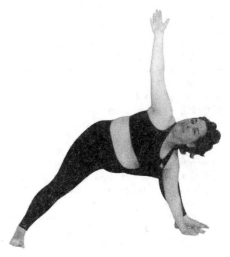

Antes de haber practicado yoga

IDEAL

4 Ahora, manteniendo los brazos rectos, flexiona el torso directamente hacia la derecha, colocando el codo derecho delante de la rodilla derecha y las puntas de los dedos de la mano tocando el dedo gordo del pie, con la palma de la mano mirando al espejo. No eches peso alguno sobre los dedos. Todos los dedos de la mano están bien pegados y simplemente tocarán el suelo.

Al mismo tiempo, mira hacia arriba, hacia el techo, girando la cabeza hacia atrás, de modo que la barbilla toque el hombro izquierdo y señala hacia el techo con el brazo izquierdo (el codo estará extendido y fijo, los dedos de la mano pegados y la palma de la mano señalando hacia el espejo). Estira el brazo y el hombro izquierdos más hacia arriba. Los brazos forman ahora una línea recta perpendicular desde el suelo hasta el techo. Visto desde el lado, todo tu cuerpo debería formar una línea recta. Con un aspecto sereno y relajado, como una flor que se abre al sol, echa el vientre y las caderas tan hacia delante como puedas mientras giras la parte superior del cuerpo hacia atrás. Echa la rodilla derecha hacia atrás con el codo derecho. Permanece ahí de forma honesta hasta haber contado hasta diez.

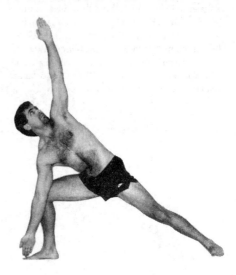

Postura del triángulo

REALIDAD

4 A pesar de mis indicaciones, los principiantes suelen apoyar peso sobre los dedos de las manos al principio para evitar caerse o derrumbarse. A pesar de ello, intenta, lo mejor que puedas, soportar todo el peso sobre la pierna flexionada, que probablemente estará temblando por el esfuerzo. Y si te sientes como el Hombre (o la Mujer) de Hojalata cuando intentes tocarte el hombro con la barbilla, no te preocupes: la lata de lubricante está de camino.

Lamentablemente, Terry Dos, no puedo ofrecer ningún atajo para esta postura, sino simplemente comprensión. La postura del triángulo es, simplemente, matadora para la mayoría de los principiantes. El mero hecho de intentar mantenerla durante diez segundos excluirá al principio empujar hacia delante con el vientre y la cadera derecha, y empujar hacia atrás con la parte superior del cuerpo y la cadera izquierda. No obstante te sorprenderás, al cabo de una semana, de la fuerza que has desarrollado. Trabaja entonces en las mejoras.

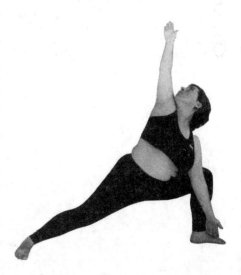

Después de haber practicado yoga

5 Endereza la pierna derecha de vuelta a una posición de pie con las piernas extendidas y abiertas, manteniendo los brazos extendidos hacia los lados con las palmas señalando hacia el suelo.

6 Ahora gira el pie y el pierna izquierdos hacia la izquierda, manteniendo el pie derecho señalando hacia delante y repite la postura con el lado izquierdo hasta haber contado hasta diez.

7 Endereza la pierna izquierda de vuelta a una posición de pie con las piernas extendidas y abiertas y gira el cuerpo y el pie hacia delante. Vuelve a desplazar la pierna derecha de vuelta al centro y descansa un momento antes de llevar a cabo la segunda serie hacia la derecha y la izquierda durante diez segundos cada una. Luego vuelve a descansar.

5 Puede que resulte necesaria una grúa.

6 La postura será más sencilla con uno de los lados. Si tienes suerte puede que este sea ese lado.

7 Pronto empezarás a parecerte a esa flor que se abre bajo el sol. Simplemente confía en el proceso.

Beneficios

El triángulo es la única postura en el mundo que mejora cada músculo, articulación, tendón y órgano interno del cuerpo. Al mismo tiempo revitaliza los nervios, las venas y los tejidos. Ayuda a curar el lumbago y el reumatismo en la parte inferior de la columna vertebral mediante la flexión y el fortalecimiento de las cinco últimas vértebras y mejora las espaldas torcidas. Ésta es la postura más importante para incrementar la fuerza y la flexibilidad de la articulación de la cadera y de los músculos de la parte lateral del torso. También reafirma la parte superior de los muslos y las caderas, adelgaza la cintura y mejora el músculo deltoides, el trapecio, el dorsal ancho y la escápula.

DANDAYAMANA-BIBHAKTAPADA-JANUSHIRASANA
Postura de cabeza a rodilla de pie con las piernas separadas

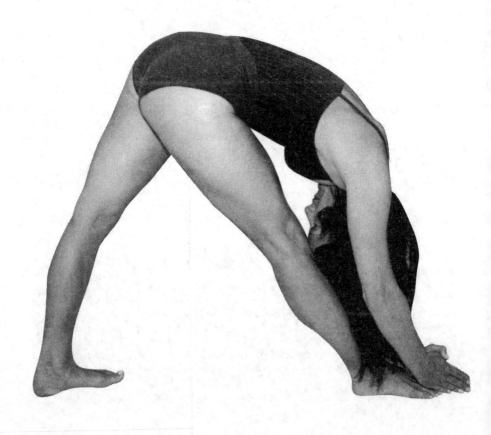

DIEZ

—Oye Archie, ¿por qué has desistido antes de haber contado hasta diez cuando hemos hecho la postura del triángulo hacia la izquierda?

—Porque has empezado a hablar con Sylvia cuando habías contado ocho. He contado hasta veinte después de eso.

—No importa lo que tú cuentes, lo que importa es lo que yo cuento. El diez no existe hasta que yo lo digo. Mi maestro en la India solía contar de esta forma: «siete, ocho…» y entonces sonaba el teléfono. Salía de la sala, lo cogía y hablaba durante cinco minutos, luego volvía y decía «nueve, diez». Y si alguno de nosotros se había rendido, tenías que volver a repetirlo todo de nuevo. Vosotros lo tenéis fácil, ya que soy muy amable con vosotros. Incluso tenéis una alfombra bonita y suave. Nosotros teníamos que trabajar sobre un frío suelo de mármol.

—¿Cuándo fue eso? ¿Antes del diluvio?

—Ojalá. Ojalá fuera tan mayor. Algunos yoguis tienen cientos de años de edad, ¿sabéis?

—Bah, venga Bikram, ¿dónde? Enséñanos uno.

—¿Qué pensáis?, ¿qué puedo sacar uno de debajo de una almohada como se saca un conejo de un chistera? Os hablaré de los *ashrams* en el Himalaya, que es donde se encuentran. Os compráis un billete de avión, vais allí y los veis y habláis con ellos.

—¿Pueden demostrar que son tan viejos?

—Demostrar, demostrar, demostrar. La gente siempre tiene que tener pruebas. Éstas son cosas para las que no se pueden aportar pruebas, pero que vuestra alma sabe que son verdad. No necesitan unos certificados de nacimiento enmarcados. Tienen su certificado de nacimiento en la cara. Es como cuando era niño y tenía siete años. Estaba en Benarés, en el norte de la India con mi padre y mis hermanos (también eran Asis) y de repente la gente empezó a decir que un yogui iba a ir a la ribera del Ganges: se trataba de un hombre famoso de 280 años. Había miles de personas esperando a verle para cuando llegó hasta allí. Y era anciano. La prueba estaba delante de nuestros ojos. Así pues, ¿qué pasa si había exagerado su edad y no tenía 280 años, sino sólo 180 o incluso 120? Sigue siendo algo magnífico. Y sigue habiendo muchísimos como él, hombres espirituales, en los *ashrams*.

»Pero no hace falta que vayáis al Himalaya. Fijaos en Hilda, aquí mismo.

—¡No tengo claro que me guste eso! –dice Hilda.

—Es un cumplido. Tienes un aspecto formidable. Como mi maestro. Con setenta años tenía la figura de un muchacho, la piel como la de un bebé y una energía que nos dejaba en ridículo a todos. No hay razón alguna en el mundo para envejecer si no se quiere. Mueres cuando tu karma así lo dice, pero no tienes por qué envejecer física o mentalmente si practicas yoga. ¿Cómo te estás sintiendo, Terry Dos? ¿Más joven? Oh, ¿un poco cansado? Eso se debe a que has llevado a cabo menos de la mitad de la clase. Las posturas están dispuestas en un orden científico para energizarte plenamente, así que después de llevar a cabo todas las posturas te sentirás más joven, te lo prometo. Puede que sientas algunas agujetas por la mañana y que necesites una grúa para levantarte de la cama y posarte sobre una silla. Puede que te quejes y que me llames cosas, pero ésa es la razón por la cual tienes que asegurarte de volver a clase mañana, independientemente de lo rígidos y doloridos que estén tus músculos. Si no vienes a clase tus músculos no harán sino ponerse más rígidos y dolerte incluso más, y perderás los beneficios de hoy; pero si continúas al día siguiente y al otro, en cuatro días las molestias desaparecerán.

—Bikram —dice Sylvia—, no comprendo este asunto de la rigidez. Por ejemplo, yo no sentí rigidez hasta después de mi tercera clase. Y ahora, incluso practicando yoga cada día, de repente me despierto con mucha más rigidez que al principio.

—Claro. Incluso yo noto rigidez algunas veces. Mira, no hay dos cuerpos exactamente iguales en este mundo, ni siquiera en el caso de los gemelos. Cada cuerpo va a reaccionar de forma diferente frente al mismo ejercicio. Además, nuestros músculos y articulaciones tienen, todas ellas, distintos grados de flexibilidad, y eso puede cambiar día a día en cada uno de nosotros, dependiendo de si pillamos un resfriado o si nos hemos enfrentado a tensiones emocionales o si estamos alegres o tristes o lo que sea.

»No obstante, generalmente sentirás rigidez cuando utilices un músculo que ha estado haciendo el vago durante demasiado tiempo, o cuando fuerces a un músculo fuerte un poco más allá de donde ha llegado nunca. Es muy buena señal sentir rigidez de vez en cuando después de haber practicado yoga durante un tiempo, ya que esto significa que probablemente estés intentándolo con más fuerza y llegando más lejos en esta postura. Además, esto te hace gruñir y quejarte en clase, lo que resulta divertido escuchar, ya que así no me aburro por aquí.

»De acuerdo. Empecemos, por favor...

IDEAL

1 Empieza con los pies juntos, los brazos se encontrarán por encima de la cabeza, a cada lado de ésta y formando una aguja de iglesia.

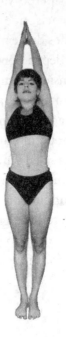

Postura de cabeza a rodilla de pie con las piernas separadas

REALIDAD

1 No te preocupes demasiado por tu aguja de la iglesia en esta postura. Los pasos siguientes te mantendrán los brazos rectos.

2 Da un gran paso (de un mínimo de 90 cm) lateral con la pierna derecha. Gira el pie derecho directamente hacia la derecha, y esta vez también girarás las caderas, el torso, la cara y la aguja de la iglesia directamente hacia la derecha. Sólo el pie izquierdo sigue señalando hacia delante.

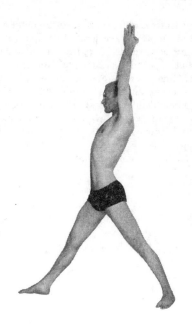

2 Cuanto más amplia sea la posición, más fácil resultará esta postura, al igual que en la del estiramiento de pie con las piernas separadas. Nota también la diferencia entre esta postura y la del triángulo. En lugar de mantener las caderas y el torso señalando directamente hacia delante, miras hacia el lado.

IDEAL

3 Manteniendo ambas piernas completamente rectas, flexiona el cuerpo hacia
delante a partir de las caderas. Toca con la
barbilla el pecho y con la frente la rodilla derecha. Al mismo tiempo, toca, con los lados de
las manos «orantes» los dedos de los pies, con
las puntas de los dedos de las manos tocando
el suelo por delante del pie. Estira las manos
hacia delante hasta que los codos estén rectos.
Mantén los ojos abiertos, espira y permanece
ahí hasta haber contado hasta diez.

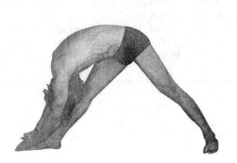

Postura de cabeza a rodilla de pie con las piernas separadas

REALIDAD

3 ¿Tienes problemas? Como principiante te
está permitido flexionar la rodilla derecha
tanto como sea necesario para que la toques con
la frente. Si incluso flexionándola no puedes hacer que la toque, entonces tienes una columna
vertebral hecha de hierro colado o estás intentando tocarte la rodilla con la nariz o la barbilla, en
lugar de con la frente.

Ésta es una postura de *frente a rodilla*, y para
hacer que la frente toque la rodilla debes meter
la barbilla y seguir metiéndola mientras giras la
cabeza hacia la rodilla para tocarla con la *frente*,
poniendo toda la carne en el asador.

No sé por qué, pero no importa cuántas veces diga la palabra «frente»: mis alumnos siguen
concentrándose en estirar la espalda, intentando
alcanzar los pies y colocando el pecho cerca de
las piernas: todo excepto lo que les digo. En estas
posturas, siempre tenéis que escucharme con los
tres oídos. Hacedlo como os digo y no tendréis
que esforzaros ni la mitad.

De acuerdo. Cuando finalmente logréis llevar la
frente hasta la rodilla y las manos hasta los pies (lo

que puede llevar unos días o semanas, dependiendo de cada persona), empieza a usar entonces la
frente para empujar contra la rodilla y enderezar
la pierna hasta que adopte una posición extendida
y fija. Mientras haces esto sentirás el estiramiento
en la parte posterior de la rodilla derecha. Esto es
bueno. Empuja más. Respirar será de gran ayuda
aquí. ¡Grandes inspiraciones! Y con cada espiración
te hundirás más profundamente en la postura.

Una vez que estéis todos cómodos, con la frente tocando la rodilla, con ambas rodillas rectas,
trabajad en girar las caderas todavía más hacia la
derecha. Vuestro objetivo es mirar directamente
hacia la derecha.

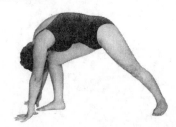

4 Enderézate, todavía mirando hacia la derecha. Gira el torso, la cara, la aguja de la iglesia y luego el pie derecho hacia delante, pero mantén los pies separados.

5 Estira la aguja de la iglesia y el torso hacia arriba, hacia el techo, tanto como puedas. Luego gira el pie izquierdo directamente hacia la izquierda, y las caderas, el torso, la cara y la aguja de la iglesia directamente hacia la izquierda: todo excepto el pie derecho, que permanecerá señalando hacia delante. Invierte la postura hacia la izquierda, aguantando hasta haber contado hasta diez.

6 Vuelve a la posición central igual que has hecho desde el lado derecho, con las manos hacia abajo a cada lado del cuerpo, vuelve a juntar los pies y descansa un momento antes de llevar a cabo una segunda serie hacia la derecha y la izquierda, aguantando diez segundos con cada lado.

---

4 Aprovecha este momento para relajar tu temblorosa rodilla derecha.

5 Al igual que con la postura del triángulo, no te sorprendas de que te resulte más fácil llevarla a cabo con un lado que con el otro.

6 Esta postura aporta muchos de los mismos beneficios de adelgazamiento y endurecimiento que la postura de manos a pies y la del triángulo, así que dedícale tu mejor esfuerzo.

Beneficios

Los beneficios de la postura de cabeza a rodilla de pie con las piernas separadas son los mismos que los de la postura de manos a pies. También adelgaza el abdomen, la cintura, las caderas, las nalgas y la parte superior de los muslos.

Apuntes de clase de Quincy

Cada pose de yoga que dominas es un triunfo personal que te hace querer detener a la gente en la calle y explicarle toda la historia. (No obstante y por favor, no lo hagas: dos miembros de clase fueron arrestados por acosar a la gente en la calle y una mujer joven fue arrestada con unos cargos todavía más embarazosos. Son los tiempos, supongo. Recuerdo cuando Gene Kelly solía cantar a la gente en la calle, bailar sobre charcos, detener el tráfico mientras bailaba claqué sobre unos patines, y a nadie le preocupaba en absoluto. Ahora ni siquiera le puedes hablar a un tipo sobre tu yoga).

Bromas aparte, una vez que tu cuerpo se recupere de su indignación inicial, el progreso en esta postura será rápido.

Aparte de esto, la siguiente postura, la del árbol, es una de las menos agotadoras de toda la serie. Eso os aporta algo que esperar con ilusión.

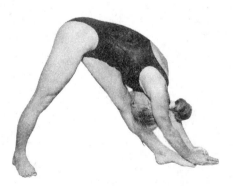

TADASANA
Postura del árbol

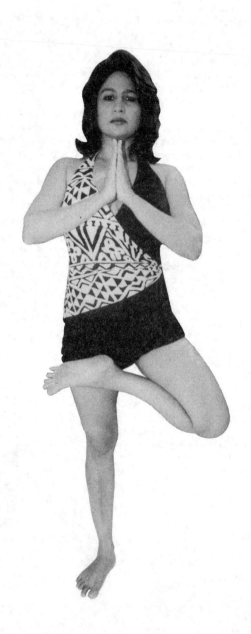

ONCE

—Peggy, ¿cuándo nace tu bebé?

—Dentro de cuatro meses.

—Otra de mis alumnas, Linda, dio a luz ayer. Estaba en clase por la mañana y por la tarde sintió las primeras contracciones. Casi no le dio tiempo a llegar al hospital antes del nacimiento de su bebé. Tú sigue viniendo cada día, Peggy. Hago que los bebés nazcan con más facilidad que cualquier obstetra.

—¿Te importaría expresar eso de otro modo? –dice Archie.

—Ya sabes lo que quiero decir. Peggy, tú ven cada día. No hay nada tan bueno para una mujer gestante como el yoga. Al igual que las dos últimas posturas que hemos llevado a cabo y la siguiente que practicaremos, está abriendo toda tu pelvis y tus articulaciones de la cadera, haciendo que se vuelvan flexibles, y haciendo que todos tus músculos y órganos internos estén fuertes. La mayoría de las mujeres intenta tener bebés con su cuerpo rígido y sus músculos débiles. Están de parto durante horas y se agotan. Pero tú no. Llegado un cierto momento de la gestación, no practicarás ejercicios en los que tengas que tumbarte sobre el vientre, porque estarás muy hinchada y eso podría ejercer demasiada presión. Pero aparte de eso, puedes hacer todo lo demás hasta el minuto antes del parto, tal y como Linda hizo ayer.

»De acuerdo. Empecemos, por favor. *Tadasana*, la postura del árbol. Los pies juntos. Fijad la mirada en un punto por delante de vosotros y luego descended lentamente y agarrad vuestro pie derecho, llevándolo hacia arriba, delante del muslo izquierdo… ¡Lavinia!

»Muy bien. Aguantad *todos* ahí. Lavinia no es la única. Tenemos que hacer esto bien. Tú, Florette, ¿cuál fue mi indicación después de decir «los pies juntos»?

—Que nos cogiéramos el pie derecho.

—No, no fue eso.

—Dijiste que fijáramos la mirada en un punto por delante de nosotros –responde Barbie.

—A nadie le gustan los niños listos –le advierte Florette.

—Si fueras tan lista como esta chica y simplemente *escucharas* lo que digo y luego *hicieras* lo que digo, podrías mantener el equilibrio y parecerte a ella, y no estarías dando saltitos por la habitación como una criatura. ¡Quédate quieta! ¿Por qué la gente no escucha? No puedes mantener el equilibrio si estás contoneándote o si tus ojos miran a un lado y a otro como un ave o un lagarto.

»Voy a enseñaros cómo «fijar la mirada», Lavinia. Por una vez en tu vida vas a escuchar y vas a seguir mis indicaciones. Y el resto vais a fijaros. Todos sois tan culpables como Lavinia. Podéis llevar a cabo todas las posturas a vuestra *propia* manera, sin seguir mis indicaciones, y os perderéis los beneficios físicos y mentales. Nada de disciplina, nada de concentración, los tornillos todavía sueltos por la cabeza, y los músculos y las articulaciones todavía como el cemento. Esta vez fijaos y escuchad atentamente.

»Lavinia, simplemente coloca los pies juntos: eso es todo, sólo los pies juntos. Bien. Ahora deja la mente en blanco, no tengas miedo a la postura y no pienses en nada. Relaja el cuerpo, despacito y con buena letra. Ahora escoge un punto del espejo que te guste, algo justo delante de ti. ¿Ves algo que te guste? De acuerdo. ¿Qué es? ¿A qué estás mirando?

—Hay una huella dactilar en el espejo.

—Diré al personal de limpieza que la dejen ahí por siempre, sólo para ti. Sigue mirando la huella dactilar como si los ojos se te hubieran vuelto de piedra, ¿de acuerdo? Lavinia, ahora, y simplemente ahora, estás, finalmente, preparada para iniciar la postura. Estás de pie, tranquila y serena, tu mente está en reposo, absolutamente toda tu concentración está puesta en tu punto. Es esencial utilizar esta técnica antes de empezar a hacer cualquier postura que requiera de equilibrio.

»Mantén tu concentración, Lavinia. Desplaza tu peso hacia la pierna izquierda y, muy lentamente, eleva el pie derecho, y con mucha lentitud y tranquilidad desciende y agárralo con las manos. Lento. Los ojos mirando hacia ese punto. Eleva el pie lo más alto que puedas, lenta y constantemente.

Lavinia empieza a bambolearse.

—¡Los ojos fijos en el punto! ¡Es tu ancla!

»El pie elévalo simplemente un poco más si puedes y luego permanece como una estatua. Nada sino esa huella dactilar en el espejo existe en este mundo. ¡*No desistas!* Permanece ahí un poquito más.

»De acuerdo, Lavinia, hora puedes volver a posar el pie sobre el suelo. Eso ha estado *perfecto*. Ha sido precioso. Es para ver cosas así para lo que doy mis clases. Oh, ¡fijaos en su gran sonrisa!

»Por lo tanto, vamos a ver si todos podéis hacerlo tan bien. Susan, muéstrales la pose final. De acuerdo. Por favor, empecemos…

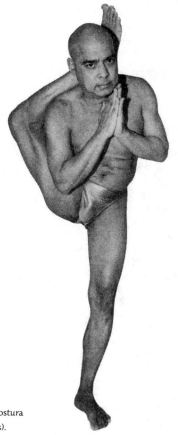

Buddhadeb Choudhury en la postura
Sankata Sana (postura del adiós).

IDEAL

1 Con los pies juntos, fija la mirada en un punto que se encuentre por delante de ti. Mantén el equilibrio sobre la pierna izquierda y eleva lentamente el pie derecho por delante de la rodilla izquierda. Inclínate y agarra el pie derecho con ambas manos, elevándolo lentamente por delante del cuerpo hasta el muslo izquierdo, con la planta del pie mirando hacia el techo. Eleva el pie tanto como puedas, con el talón tocando el dobladillo de tu ropa cerca de la entrepierna y rota la planta del pie hacia el espejo, dejando reposar la parte superior del pie a bastante altura en el muslo. Ahora endereza la columna vertebral, aprieta las nalgas y extiende y fija la rodilla de la pierna de apoyo.

2 Ahora fuerza a la rodilla flexionada a desplazarse hacia abajo. Tu objetivo consiste en empujar la rodilla derecha hacia abajo y hacia atrás hasta que ambas rodillas formen una línea recta. Mantén las nalgas apretadas y la columna vertebral recta. Coloca las manos, con las palmas bien juntas, delante del ester-

nón, como si estuvieras rezando, y permanece así hasta contar hasta diez con una respiración con una proporción de 80-20.

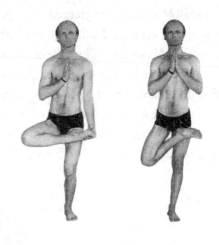

Postura del árbol

REALIDAD

1 Tal y como acabas de observar, el equilibrio puede ser tu primer problema aquí, pero ahora ya sabes cómo resolverlo. Puede que también encuentres imposible, por el momento, elevar el talón hasta el dobladillo de tu ropa. Simplemente hazlo lo mejor que puedas. Gradualmente, la flexibilidad de las articulaciones de la cadera y de la rodilla aumentará.

2 lo esencial aquí es que ese pie esté *alto* y que se haya empujado la rodilla hacia abajo tanto como sea posible. Y así, por bonita y espectacular que pueda parecer la postura orante y por mucho que ansiéis pareceros a mi hermano Buddha, pasad por alto la tentación de rezar y en lugar de ello mantened firmemente en su lugar el pie izquierdo con la mano izquierda hasta que el talón permanezca por lo menos tocando la parte baja de vuestros leotardos/traje de baño cuando soltéis el pie.

Algunos de mis alumnos siguen teniendo, al cabo de un año, que agarrarse el pie con una mano y elevar la otra hasta el esternón, haciendo

así una «media oración». Esto es algo perfectamente correcto siempre que intentes, honestamente, mantener el pie ahí arriba con cualquiera de las manos y no seas perezoso.

Y si has olvidado mis instrucciones y llevas puestas unas medias, harás que esta postura te resulte más difícil. El pie resbalará con la tela a no ser que ya dispongas de una fuerza y una flexibilidad fantásticas.

Pero tanto si te estás agarrando el pie como si estás «rezando», una vez que empieces a echar la rodilla bastante hacia delante y hacia abajo, deberías empezar a practicar la postura de lado con respecto al espejo. Con toda probabilidad mostrarás un progreso espléndido manteniendo el pie elevado permitiendo que las nalgas sobresalgan.

Por tanto, echa el talón hacia *arriba*, echa la rodilla hacia *abajo* y mete las nalgas, soporta el dolor, mantén el equilibrio durante diez segundos y ten un aspecto etéreo.

3 Haz descender lentamente la pierna derecha hasta el suelo y relájala. Ahora fija la mirada, extiende y fija la rodilla, agárrate el pie izquierdo y lleva a cabo la postura con el lado izquierdo durante diez segundos.

4 Relaja la rodilla con cuidado una vez más. Agítala. No hagas una segunda serie. En lugar de ello, lleva a cabo la siguiente pose de inmediato: la postura sobre los dedos de los pies.

3 Como tu rodilla se ha visto forzada a llevar a cabo una actividad inusual, trátala con cuidado: agítala y contonéala un poco antes de invertir la postura.

4 la postura del árbol, más que ninguna otra, revela las curiosas diferencias en la flexibilidad humana, y frecuentemente lleva mucho más tiempo perfeccionarla. Algunas personas no pueden lograr que su rodilla elevada se mueva ni un centímetro en ninguna dirección. Al principio parecerá que estés forzando a la rodilla a trabajar de una forma que el creador nunca pretendió. Aun así, cuando empieces a ver aquello de lo que tu cuerpo es capaz y te pongas más fuerte y sano debido a ello, empezarás a pensar que quizás el creador sí tuvo esa intención, después de todo.

Beneficios

La postura del árbol mejora la postura corporal y el equilibrio e incrementa la flexibilidad de las articulaciones de los tobillos, de las rodillas y de las caderas. Como fortalece los músculos oblicuos internos previene las hernias. (Esta postura y la de sobre los dedos de los pies, que es la que viene a continuación, son posturas preparatorias para la postura del saltamontes, que es de un nivel más avanzado).

PADANGUSTASANA
Postura sobre los dedos de los pies

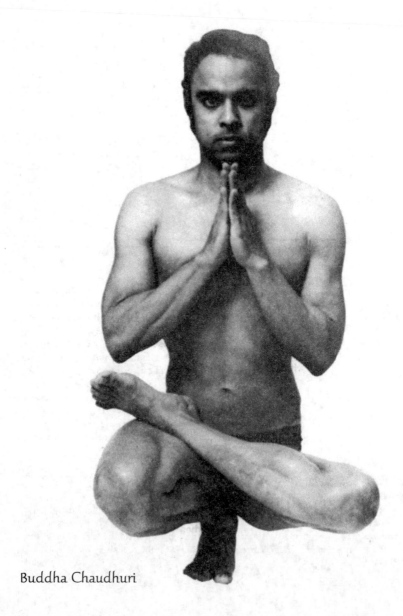

Buddha Chaudhuri

DOCE

—Lavinia, eso ha estado incluso mejor esta última vez.

»Y Reggie, mañana cómprate un par de braguitas de bikini para la clase. No quiero volver a verte con esos pantalones de Snoopy. ¿Sabéis lo que hace? ¡Hace trampas! Digo que el pie debería tocar la parte baja de la ropa como mínimo y se coloca esos pantalones que cuelgan y se pone ahí de pie, sonriéndome abiertamente. Mañana ven con un bikini.

—Pero Bikram, cuando coloco el pie tan arriba y luego empujo la rodilla hacia abajo, ¡la rodilla me *duele!*

—¡Claro que duele! No es bueno para tu cuerpo ni para tu espíritu cuando las manzanas maduras y jugosas se caen del árbol y acaban en tu regazo. En el caso de todas las cosas buenas de la vida, deberías soportar un poco de dolor mental o físico antes de conseguirlas. Y tener unas rodillas fuertes es una buena cosa.

»Piensa en cómo dependes de tus rodillas. Aun así, las rodillas son el eslabón más débil del ser humano y la cosa más difícil de fortalecer. Y esas pobres rodillas débiles nunca están en reposo. Piensa, por ejemplo: las articulaciones de los dedos de los pies y de los tobillos, las caderas, los brazos y los dedos de las manos pueden reposar en una posición cómoda y «natural» y no realizar ningún trabajo hasta que se lo solicitemos. Pero, ¿cuál es una posición «natural» para las rodillas? Las rodillas siempre se utilizan para flexionarse o para soportar el peso de todo el cuerpo. Por lo tanto, debes mantenerlas fuertes y flexibles, o cuando seas mayor serán uno de tus primeros grandes puntos problemáticos.

—Bikram –dice Celeste–, dijiste un día en clase que el dios está en las rodillas. ¿Qué querías decir con eso?

—¿Eso dije? Dios mío, las cosas que digo para manteneros a vosotros, que sois unos perezosos, avanzando. Lo que quería decir es que como las rodillas son la parte del cuerpo humano más difícil de fortalecer y controlar, la persona que haya logrado hacer eso ha desarrollado las cinco cualidades más importantes del hatha yoga: fe, autodisciplina, determinación, concentración y paciencia. *Debéis* desarrollar estas cualidades para llevar a cabo estas posturas correctamente. Entonces estaréis empezando a encontrar al dios, porque el dios se está escondiendo en cualquier pequeño lugar que padezca dificultades o sienta dolor, o que esté débil y necesite control. No tiene que ser algo físico. Puede ser algo como comer demasiado chocolate.

—Siempre he dicho que el chocolate es divino –dice Florette.

—Oh Dios mío. Venga, empecemos, por favor…

IDEAL

1 Ponte de pie con los pies juntos, concéntrate en un punto del suelo por delante de ti y mantén toda tu concentración ahí. Exactamente igual que en el caso de la postura del árbol, desplaza el peso hacia la pierna izquierda y eleva el pie derecho hasta que contacte con la musculatura del muslo izquierdo. Esta vez no te preocupes si resbala un poco hacia abajo. Extiende y fija la rodilla de la pierna de apoyo. Coloca las manos hacia arriba, delante del esternón, con las palmas pegadas, en posición de oración.

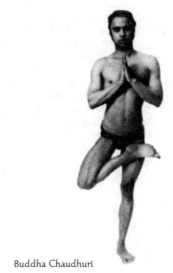

Buddha Chaudhuri

Postura sobre los dedos de los pies

REALIDAD

1 Es útil que inicies la postura sobre los dedos de los pies con las manos en una posición de plegaria. Esto es así porque si te has fijado en lo que vendrá a continuación, rezarán para que la rodilla no se te rompa y que entonces no te caigas sobre nariz y quedes desfigurado. Créeme: la plegaria es innecesaria. la postura sobre los dedos de los pies es, en realidad, la del león que no podía rugir. Simplemente parece fiero. (Sigo viendo dudas en tu cara).

IDEAL

2 Todavía concentrado en un punto en el suelo por delante de ti, flexiona la rodilla izquierda y desciende sobre la pierna izquierda tanto como puedas, con las manos siguiendo en la postura de oración. Entonces, doblando el cuerpo desde la parte inferior de la columna vertebral, alcanza el suelo, hacia delante, con ambas manos. Sosteniéndote con los dedos de las manos, desciende lentamente el resto del trayecto sobre la base de los dedos del pie izquierdo hasta que la nalga derecha se pose sobre el talón izquierdo.

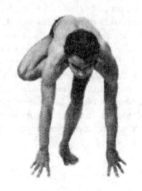

Postura sobre los dedos de los pies

REALIDAD

2 En realidad no te estoy pidiendo nada imposible, ¿sabes? *No* te asustes. Nada se va a romper. Has calentado para hacer este ejercicio, y mejorar el equilibrio será, probablemente, tu mayor problema en este punto.

Una vez que hayas superado tus miedos y te acostumbres a descender usando las manos a modo de apoyo, intenta bajar sin que las manos toquen el suelo. Tu objetivo consiste en mantener las manos en la posición de plegaria durante todo el proceso.

3 Una vez estés abajo, con la pierna todavía cruzada sobre el muslo izquierdo, concéntrate en un punto por delante de ti y mueve las manos hacia los lados, sentándote sobre el talón y equilibrándote con la base de los dedos del pie utilizando los dedos de las manos para sostenerte. Cuando empieces a sentir que estás bien asentado, coloca la mano izquierda hacia arriba, delante del pecho, dejando la otra sobre el suelo para equilibrarte. Entonces eleva la mano derecha hacia el pecho y permanece en esa posición, de forma honesta, hasta haber contado hasta diez, estando sereno y rezando por cualquier cosa que desees. Respira en una proporción de 80-20.

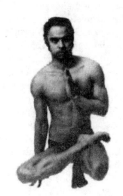

3 Cuanto más recta esté la columna vertebral y más paralela esté la pierna cruzada con respecto al suelo, mejor será tu equilibrio. También es vital la concentración en ese punto por delante de ti. El equilibrio en la postura sobre los dedos de los pies es, en realidad, simplemente un asunto de paciencia y concentración. Agitar los brazos como si estuvieras dirigiendo el tráfico puede ser de ayuda para dar con tu equilibrio. Aprende, además, a usar los dedos del pie sobre el que te encuentras en equilibrio para aferrarte al suelo y ayudarte a mantener el equilibrio.

IDEAL

4 De acuerdo. Ponte de pie lentamente colocando ambas manos sobre el suelo. Empuja la rodilla izquierda hacia atrás hasta que esté recta y fija y asciende de la misma forma en que descendiste. Haz descender el pie derecho y agita la pierna para relajarla.

Eleva el pie izquierdo sobre el muslo derecho y repite la postura sobre los dedos de los pies con el lado izquierdo durante diez segundos.

5 Elévate de la misma forma de nuevo y agita suavemente la pierna izquierda. Túmbate boca arriba sobre tu toalla y relájate durante dos minutos en la postura de *Savasana* (la postura del cadáver), con la cabeza señalando hacia el espejo.

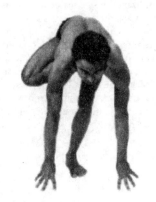

Postura sobre los dedos de los pies

REALIDAD

4 Si el método que acabo de describir no ha funcionado para ti después de algunas semanas, puedes seguir practicando la postura sobre los dedos de los pies. Ponte en cuclillas, coloca un pie sobre el muslo y sigue intentando mantener el equilibrio, usando al principio ambas manos y luego sólo una hasta que te sientas bien asentado.

Para reafirmar tu confianza en la fortaleza de tus rodillas, vuelve a la posición de pie sobre una pierna, con el pie todavía sobre el muslo y colocando las manos sobre el suelo, con el peso bien echado hacia delante, y entonces echa las nalgas hacia arriba y hacia atrás y empuja la pierna de apoyo hacia atrás, extendiendo y fijando la rodilla. Irás ganando confianza, equilibrio y fuerza gradualmente.

5 ¿He oído un suspiro de alivio cuando he dicho que os tumbarais y descansarais? Antes de hacerlo, continuad hacia el siguiente capítulo para averiguar cómo quiero que descanséis para obtener el máximo beneficio.

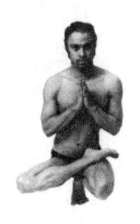

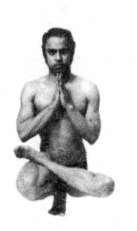

Beneficios

La postura sobre los dedos de los pies desarrolla poderes psicológicos y mentales: especialmente la paciencia. Desde el punto de vista físico ayuda a curar la gota y el reumatismo en las rodillas, los tobillos y los pies. También es de ayuda para solucionar problemas de hemorroides.

Apuntes de clase de Lavinia

No sé si puedo deciros cómo me siento en este momento porque no tengo *palabras* para expresar esta sensación. Es simplemente... buffff.

¿Recuerdas al muchacho en tu clase de gimnasia al que nunca pudieron enseñar a hacer una voltereta? ¿El último al que escogían cuando formaban equipos? Bueno ésa siempre he sido yo.

Nunca sabréis lo que me llevó venir aquí el primer día. Supongo que entré en trance y de repente me encontraba aquí, con unos leotardos y mirando a Bikram. Al cabo de cinco minutos quería a ese hombre con pasión.

¿Te sorprende eso? Todos creen que le odio. Todos creen que rehúso, con una estupidez propia de una mula, venir a clase cualquier día excepto los jueves.

Lo cierto es que he estado *viviendo* para que llegaran los jueves. Espero como una niña, deseando que Bikram me grite. Porque, ¿sabes qué quiere decir eso? *Que cree que puedo hacerlo.* Él es la primera persona en mi vida que ha creído que puedo llevar a cabo algo elegante y atlético.

¿Por qué, entonces, no venía el resto de los días? Porque no quería reventar mi burbuja. Su hubiera ido cada día, pronto, estaba segura de ello, se hubiera demostrado que no podía practicar yoga. Mientras no permitiera que eso sucediese, no se podría demostrar, ¿sabes? Bikram seguiría creyendo y, por tanto, mi alma secretamente elegante y atlética podría seguir teniendo esperanza.

¿Y ahora?

¡Durante diez segundos mantuve el equilibrio sobre una pierna sin caerme! *Puedo* practicar yoga.

Practicaré yoga.

SAVASANA
Postura del cadáver

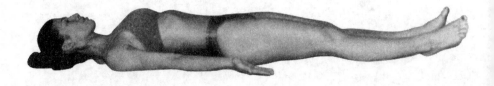

TRECE

—Nadie trata nunca a la postura del cadáver como una postura seria. Venga, ahora escuchad todos y dedicadle la misma concentración que le dedicáis a la postura del águila o a la de cabeza a rodilla de pie. Relajarse es una parte tan importante del yoga como todas las posturas que os hacen quejaros y sudar. En cada postura estiráis, apretáis, giráis, dobláis y liberáis, lo que fuerza que más sangre vaya a ciertas partes del cuerpo, y reduce y a veces casi corta el flujo de sangre hacia otras partes. Cuando os digo que salgáis de la postura con suavidad y que descanséis un momento, esto significa que los músculos que estaban tensos se relajan y el flujo sanguíneo se iguala de nuevo en todas las partes del cuerpo.

»Por tanto, es muy importante, tras la primera mitad de la clase, que os relajéis tranquilamente sobre una toalla en la postura de *Savasana,* que es la postura del cadáver, durante dos minutos, de modo que la sangre, ahora repleta de oxígeno fresco, pueda tener la oportunidad de alimentar todos los músculos y órganos y de apretar algunos tornillos sueltos en el cerebro.

»Lo de apretar los tornillos sueltos no es ninguna broma. La mente y el cuerpo son las dos caras de la misma moneda. Los beneficios fluyen de la misma forma hacia ambos lados, pero si no os relajáis, el flujo se detendrá y ambos lados de la moneda perderán los beneficios.

»Así pues, de lo que estaba hablando antes de la postura sobre los dedos de los pies, las cinco claves del hatha yoga, son el doble de importantes aquí, porque, lo gracioso es que en la sociedad occidental a la gente le cuesta más relajarse que trabajar duro. La gente de vuestro país se siente culpable en relación con la relajación. Si no están *haciendo* algo durante todo el tiempo, piensan que son malas personas. Al final, su mente no sabe cómo relajarse mejor que su cuerpo.

»La relajación es la cosa más importante que podéis aprender a hacer en este mundo. Por tanto, aplicad incluso más fe, autodisciplina, determinación, concentración y paciencia a la postura del cadáver. Estáis luchando contra la tensión corporal, además de contra la culpabilidad y la impaciencia, para llegar a la próxima postura. Estáis luchando contra una mente indisciplinada que se empeña en revolotear como una mariposa. Debéis aprender a hacer que esa mariposa se quede completamente quieta después de tomar el néctar de su flor, sin hacer nada más que ser hermosa y digerir el alimento que hará que sea incluso más hermosa y una mejor mariposa. Debéis enseñar a esa mente que parece una mariposa indisciplinada que está haciendo una cosa muy difícil y buena para ella. La tranquila inactividad de la postura de *Savasana* está repleta de una vida más activa y beneficiosa que todas las alocadas carreras que lleváis a cabo.

»Por tanto, se acabó la charla. Empecemos, por favor…

Savasana

IDEAL

1 Extiende la toalla sobre el suelo y túmbate boca arriba, con los pies hacia la parte posterior de la habitación. (Si estás practicando las posturas frente a un espejo, el espejo siempre será la parte delantera de la habitación. Si no usas un espejo, escoge una dirección que *será siempre* «delante». Nunca deberías estirarte con los pies hacia la parte anterior de la sala. La razón de esto es, como pronto comprenderás, la de desarrollar una forma disciplinada de realizar mi serie de posturas). Los brazos estarán a cada lado del cuerpo, las palmas de las manos señalarán hacia arriba, los pies estarán relajados y caídos, y los dedos de los pies no estarán extendidos señalando hacia un punto. Mantén los ojos abiertos y respira con normalidad. Respirar con normalidad significa olvidarse de la respiración y de cómo entra y sale el aire. Relájate por completo durante dos minutos.

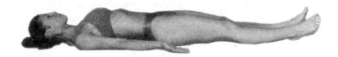

Postura del cadáver

REALIDAD

1 Nunca somos plenamente conscientes de que somos unos reservorios de tensión hasta que nos dan la orden, aparentemente sencilla, de relajarnos. Las manos se moverán nerviosamente y los pies estarán tan llenos de energía nerviosa como las manos. ¿Y qué hay de los músculos de las piernas, las nalgas, la pelvis y la columna vertebral (especialmente del cuello y los hombros), por no mencionar esa masa gris y retorcida llamada cerebro? De repente te das cuenta de cuántas partes de ti quieren estar tensas porque están acostumbradas a estarlo.

El objetivo de esta postura es la de desprenderte conscientemente de tanta tensión como puedas. Pero intentar relajar cada parte del cuerpo por separado es similar a intentar taponar un dique que se está resquebrajando. En cuanto relajes los dedos de las manos la tensión aparecerá en los dedos de los pies; si logras relajar las nalgas te encontrarás con que los músculos de las pantorrillas se te han tensado, etc. Podrías estar ahí tumbado y perseguir la tensión durante horas sin fin, y aun así no la atraparías ni la calmarías.

Es mucho mejor concentrarse en relajar todo el cuerpo en conjunto. *Permite que el suelo te sostenga.* Imagina que toda la chispa ha abandonado tu cuerpo. Caerías a través del espacio como un trozo de plomo si el suelo no estuviera ahí, presionando hacia arriba y sosteniéndote con facilidad. No tienes que preocuparte ni estar tenso: el suelo puede hacerlo todo. *Permíteselo.*

Beneficios

La postura del cadáver devuelve la circulación sanguínea a la normalidad. También nos enseña una relajación completa. Esta postura se lleva a cabo después de cada una de las siguientes posturas.

Apuntes de clase de Charlie

Lo que realmente me molestó de mi primera clase fue que había un tipo grande y fuerte que pensaba que yo estaba en muy buena forma (bueno, siempre he jugado al tenis, corrido, ido al gimnasio y he hecho cien flexiones cada mañana) y a pesar de ello era bastante incapaz de llevar a cabo cualquiera de estas posturas con más de un 10 por 100 de corrección. ¡Ni siquiera podía ponerme de pie! Además, parecía como si sólo tuviera la fuerza de un cachorro recién nacido.

A pesar de ello, a mi alrededor había tipos que no estaban en tan buena forma como yo ni de lejos y que llevaban a cabo las posturas a la perfección. Y había unas mujercitas pequeñas y vaporosas como Celeste y señoras mayores como Hilda que me estaban dejando en ridículo. Eso fue todo un puñetazo al ego de un hombre que probablemente haya dado por concluidas muchas carreras en el yoga en la primera clase. Bikram dijo que si practicaba yoga cada día, me llevaría dos meses realizar las posturas correctamente al 100 por 100. ¡Tal y como me sentía pensaba que me llevaría dos reencarnaciones!

Me di cuenta de que debía de haber otro tipo de fuerza que descubrir en el yoga, y quizás una fuerza más importante que la de un culturista. Al final todo se reduce, según me dijo Bikram, a un equilibrio entre fuerza física y flexibilidad. Tal y como dice Bikram: «la naturaleza nunca crea a una persona perfecta para el yoga o para ninguna disciplina. Por cada don que da la naturaleza hay un problema que superar. El que es fuerte carece de flexibilidad y el que es flexible no es fuerte. La única disciplina del mundo que puede hacerte fuerte y flexible a la vez y por tanto proporcionarte *verdadera* fuerza física es el yoga. Conlleva un trabajo muy duro, pero si te aplicas, el equilibrio que conseguirás entre fortaleza y flexibilidad te garantizará salud y vigor durante el resto de tu vida».

Cuando le escuché decir eso, pensé de inmediato en un hombre fuerte famoso: de hecho podía levantar un coche; pero con cuarenta años sus articulaciones de las caderas se desintegraron. Sencillamente no podían soportar el peso de su musculatura; pero si hubiera practicado yoga junto con sus levantamientos de pesas y hubiera conseguido que las articulaciones de sus caderas fueran tan flexibles como sus músculos, hubiera sido un «hombre fuerte» de verdad y todavía permanecería vigoroso y sano.

Sin esa flexibilidad (a pesar de tu tamaño y tu «fuerza») no serás, en realidad, más que un debilucho de cuarenta kilos.

PAVANAMUKTASANA
Postura saca aire

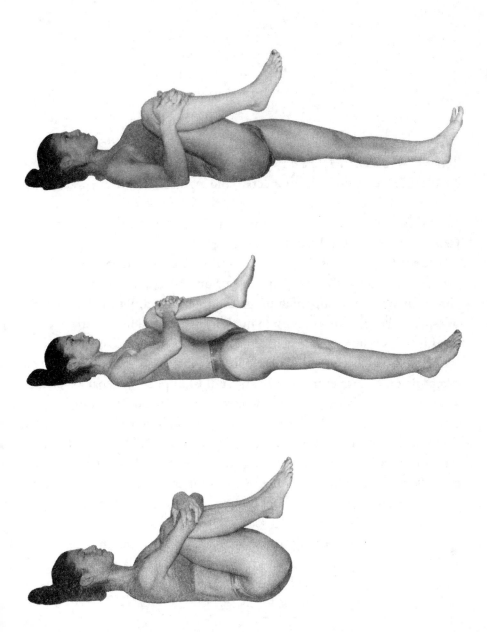

CATORCE

—¿Cómo te sientes ahora que estás ahí, relajado en la postura del cadáver, Terry Dos? ¿Bien? Me alegra oír eso, porque todas estas cosas que hemos estado haciendo hasta ahora eran sólo los ejercicios de calentamiento. Ahora empiezo con la clase.

»No os riáis. ¿Por qué la gente siempre se ríe cuando digo cosas serias? Cuanto más serias son las cosas más se ríen.

»Todos los ejercicios de pie son ejercicios de calentamiento. Los ejercicios de suelo son yoga serio. Si pensabais que los estiramientos, los retorcimientos y los giros suponían un gran esfuerzo mientras estabais de pie, os espera una gran sorpresa con lo que vamos a hacer ahora, Terry Dos.

»Entre los ejercicios que se hacen de pie no es necesario que llevemos a cabo una relajación formal. Durante los breves segundos en que volvamos a la posición central entre las series, sacudíos un poco y preparaos para la siguiente serie: eso es suficiente descanso; pero cuando practiquéis ejercicios de suelo es absolutamente esencial, después de cada uno de ellos, devolver la circulación a la normalidad y permitir que la sangre fluya de forma homogénea por todo el cuerpo. La postura del cadáver (a mí me gusta llamarla del «hombre muerto») es, por tanto, una de las posturas más importantes, y la asumiremos durante veinte segundos entre cada uno de los ejercicios de suelo.

»¿Recordáis lo que os dije antes sobre la base del yoga: un gran esfuerzo y luego la relajación total; un gran esfuerzo y luego la relajación total? Esto es del todo cierto en el caso de los ejercicios de suelo, y la postura del cadáver os enseñará a relajaros.

—Cuando practico yoga en casa –dice Bertha–, si tengo prisa siempre hago trampas con la postura del cadáver para avanzar más rápido.

—Lo sé, y eso no es bueno. Cuando practicas algunas de estas posturas de suelo, las pulsaciones suben de setenta a ciento cuarenta en cinco segundos. Incluso en el caso de los corredores de maratón, su corazón no late tan rápido después de haber corrido sesenta y cinco kilómetros como lo hace tras diez segundos en la postura del saltamontes. Es *bueno* para el corazón acelerarse durante un breve período de tiempo. Es una forma importante de fortalecer este músculo; pero tras acelerarlo, *debes* llevar a cabo la postura del cadáver durante veinte segundos para que el corazón pueda calmarse de nuevo y tomar una nutritiva comida de sangre fresca y oxígeno.

»¿Has comprobado tu presión sanguínea esta semana, Bertha?

—Es completamente normal. Mi médico me ha retirado la medicación. Sigue sin poder creerse que sea tu sistema de yoga el que lo ha logrado. Dice que debe de haber alguna otra variable.

—Dile a tu médico que me envíe a una docena de sus pacientes con la presión sanguínea alta. Si hacen exactamente lo que les digo cada día durante dos semanas, enseñaré a tu médico lo que es variable.

—Está haciendo casi lo mejor. Su enfermera tiene la presión sanguínea elevada y ella va a empezar con clases de yoga el sábado. Le ha dicho al médico que le pague las lecciones como si fueran una «investigación científica».

—Inteligente pareja. El médico verá resultados.

»De acuerdo. Empecemos con la siguiente postura, por favor…

IDEAL

1 A partir de tu posición yacente de la postura del cadáver, flexiona la pierna derecha hacia arriba, hacia el pecho. Entrelaza los dedos de ambas manos y agarra la pierna que has elevado cinco centímetros por debajo de la rodilla. Manteniendo los codos cercanos al cuerpo y los hombros relajados sobre el suelo, tira de la rodilla en sentido descendente, hacia el pecho. Los pies estarán relajados y los dedos de los pies no estarán extendidos ni señalando hacia ningún punto.

Sigue tirando de la rodilla cada vez con más firmeza hacia el pecho hasta que lo sientas en la articulación derecha de la cadera. Al mismo tiempo baja la barbilla hacia el pecho y mantenla recogida, con la cabeza permaneciendo plana sobre el suelo.

La pantorrilla izquierda permanecerá en contacto con el suelo y el pie estará relajado. Cada vértebra de la columna vertebral estará ahora completamente plana sobre el suelo, y notarás presión en el abdomen. Espira y permanece veinte segundos como una estatua.

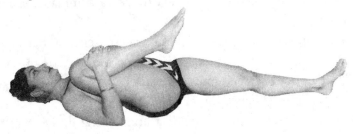

Postura saca aire

REALIDAD

1 Como principiante, encontrarás más fácil llevar esto a cabo si echas la pierna un poco hacia fuera del cuerpo antes de tirar de ella hacia abajo, hacia el pecho. Por supuesto, no te sorprendas si al principio no puedes dejar la rodilla cerca del pecho. Simplemente tira tan fuerte como puedas, mientras te concentras en relajarte, dejándolo ir todo, en la articulación derecha de la cadera. Cuando lo intentas de verdad, se realiza un rápido progreso en esta postura. (Si no sientes el estiramiento en la articulación de la cadera, será que no lo estás intentando de verdad).

Es esencial mantener la pantorrilla de la pierna izquierda en contacto con el suelo. Si eso te supone una dificultad, flexiona los dedos de los pies hacia ti y entonces la pantorrilla tocará el suelo.

Aquéllos de vosotros que *podáis* lograr que la pierna toque el pecho deberíais usar un agarre más avanzado. En lugar de entrelazar los dedos de las manos, coge la rodilla derecha elevada con la parte interior del codo derecho, eleva el brazo izquierdo y agárrate cada codo con la mano opuesta, manteniéndolos formando un ángulo recto, como si estuvieran sujetando ambas rodillas. Con los hombros en contacto con el suelo, tira directamente hacia abajo, hacia el pecho.

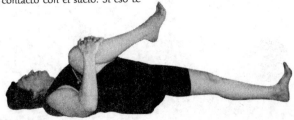

2 Baja la pierna derecha y ambos brazos hacia el suelo y luego flexiona la pierna izquierda e invierte la postura hacia la izquierda durante veinte segundos. Espira.

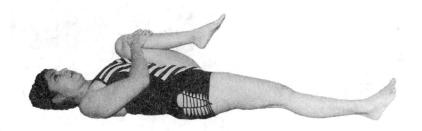

2 Como en muchas de las otras posturas, probablemente te encontrarás con más flexibilidad en la rodilla y en la articulación de la cadera de un lado que del otro. Por tanto, sigue alentando al lado menos flexible tirando con más fuerza, pero con una presión lenta y constante.

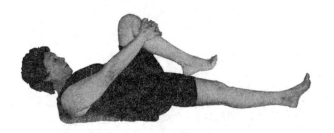

IDEAL

3 Ahora haz descender la pierna izquierda y ambos brazos hasta el suelo y luego eleva ambas rodillas hacia el pecho. Aprieta ambos brazos a su alrededor justo por debajo de las rodillas y abrázalas firmemente, con cada mano aferrando el codo opuesto.

Manteniendo los hombros pegados al suelo, estira las rodillas hacia abajo, hacia el pecho, tanto como sea posible. Baja la barbilla hacia el pecho, con la cabeza posada sobre el suelo, y empuja las caderas hacia abajo hasta que la rabadilla toque el suelo. Permanece como una estatua durante veinte segundos, respirando con normalidad.

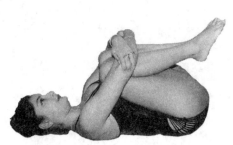

Postura saca aire

REALIDAD

3 En esta tercera parte, si eres incapaz de llevar las piernas lo suficientemente hacia abajo para agarrarte los codos opuestos, entonces cógete los antebrazos, las muñecas, los dedos, un gancho o cinta, o cualquier cosa que puedas lograr agarrar.

Estoy seguro de que ahora ves que las tres secciones de esta postura son un poco como frotarte el vientre en el sentido de las agujas del reloj con una mano y darte una palmadita en la cabeza con la otra mientras mueves las orejas. Tienes tres cosas distintas y opuestas en las que pensar: tirar

de las rodillas hacia abajo con todas tus fuerzas, mantener la barbilla recogida firmemente hacia abajo sobre el pecho y mantener la pantorrilla izquierda en contacto con el suelo o hacer descender la rabadilla hacia el suelo. Mientras te ocupas de una tarea olvidarás, invariablemente, el resto.

Es una postura verdaderamente engañosa. Parece muy sencilla, pero requiere de concentración y esfuerzo. Simplemente ten presente tus dos principales objetivos: abrir tus rígidas articulaciones de las rodillas y empujar cada una de las vértebras contra el suelo.

4 Haz descender ambas piernas y brazos hacia el suelo y lleva a cabo la postura del cadáver durante veinte segundos con los ojos abiertos.

5 Repite las tres partes, aguantando durante veinte segundos en cada una y luego vuelve a adoptar la postura del cadáver durante veinte segundos.

4 Tal y como he dicho, deberías sentir un estiramiento en las articulaciones de las caderas mientras estás realizando la postura. Pero puede que también sientas los efectos reales cuando relajes y hagas descender las piernas hacia la toalla. Por tanto, relaja lentamente.

5 En la segunda serie siempre serás más flexible, así que recuerda la imagen de «dejarte ir» en las articulaciones de las caderas y tira más fuerte.

Beneficios

La postura saca aire cura y previene las flatulencias, que son la fuente de la mayoría de las molestias abdominales crónicas. También mejora la flexibilidad de las articulaciones de las caderas y reafirma el abdomen, los muslos y las caderas.

Apuntes de clase de Ralph

Vivimos en un mundo loco. La otra noche, durante una retrasmisión de noticias, vi a uno de mis colegas, un médico, dando una perorata en contra del yoga y advirtiendo a la gente que nunca lo practicara. Yo, por otro lado, recomiendo a mis pacientes correr, y no caminar, para llegar a las clases de Bikram.

El médico de Bertha le acaba de retirar su medicación para la presión sanguínea elevada, mientras que otros médicos juran y perjuran que nunca se debería dejar de tomar esos medicamentos, independientemente de cuánto tiempo lleve siendo normal la presión sanguínea de un paciente.

He decidido instalar aire acondicionado en mi casa. Dispongo de cinco planes diametralmente opuestos para su instalación, todos ellos con unos aparatos distintos y, por supuesto, con precios diferentes.

Todos tienen sus propias ideas sobre las cosas, y la mayoría intenta embutirlas en *tu* garganta.

No es el caso de Bikram y de sus alumnos. ¿Quieres creer a ese médico de la tele y no probar nunca a practicar yoga? ¿Quieres probar con una clase y nunca con una segunda? De acuerdo: lo sentimos por ti. Aunque Bikram probablemente hablará hasta quedar ronco intentando ayudarte, en realidad todo es cosa tuya. Una vez que pruebes el hatha yoga de Bikram, lo sentirás, o no.

145

ABDOMINALES

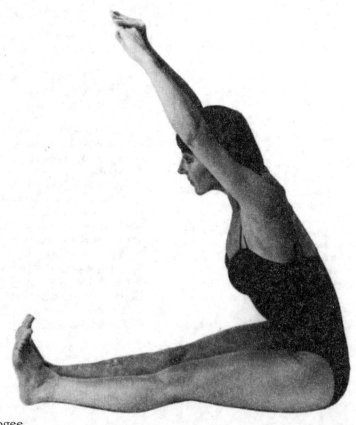

Maria Pogee

QUINCE

—Creo que voy a daros a todos un consejo. No sé por qué debería hacerlo, pero hoy me siento muy generoso. No os enseño ningún movimiento, en toda esta serie de ejercicios, que se deba al azar, ¿sabéis? Cada cosa ha sido formulada con precisión para mis clases para principiantes y hará que el yoga resulte sencillo y completamente seguro, si prestáis atención e intentáis hacer exactamente cada cosita que os digo. Os digo todo el rato que escuchéis con los tres oídos. También podría aguantar la respiración para que me escucharais. Ahora intentad escuchar lo que digo.

»La siguiente cosa que vais a hacer antes de la postura de la cobra son unas abdominales y tocaros los dedos de los pies. Os pediré que hagáis lo mismo de una forma muy precisa entre muchas de las posturas de suelo. Tratad las abdominales con mucha seriedad e intentad ir un poco más lejos cada vez que las hagáis; porque si pensáis en ello, veréis que la abdominal perfecta es, de hecho, la postura de estiramiento, que es la antepenúltima de la clase, con la que todos gruñís y os quejáis de que es tan difícil. Lo tonto es que muchos de vosotros hacéis unas abdominales perfectas y aun así seguís pensando que no podéis llevar a cabo la postura de estiramiento. Explicadme eso, por favor.

»Por lo tanto, a lo largo de las posturas de suelo todos intentaréis hacer abdominales con el doble de fuerza y *pensar* en lo que estáis haciendo. Entonces veréis, cuando lleguemos a la postura de estiramiento, si sucede o no un milagro y podéis realizar la postura de estiramiento mucho mejor.

—Bikram –dice Susan–, un amigo me dijo que las abdominales son malas para las mujeres. ¿Es eso cierto?

—Oh, Dios mío. Creo que hay gente que hace carrera del estar sentado todo el día y no hacer nada, y fabula formas de evitar que sus amigos se mantengan sanos y felices. Eso es algo como la antigua idea de que una mujer debería permanecer en cama durante algunas semanas después de haber dado a luz, de que no debería hacer ejercicio cuando tiene la menstruación, de que debe montar a mujeriegas y otras viejas tonterías por el estilo. La única forma en la que podríais, acaso, haceros un poco de daño en algunos de estos ejercicios es no haciéndolos *exactamente como os digo,* bajo las condiciones que os explico.

»De hecho, en mi opinión, las mujeres (incluso más que los hombres) deberían hacer abdominales cada día, incluso desde la niñez, especialmente para mantener fuertes los músculos abdominales y los órganos femeninos. ¿Quién era este amigo que te dijo esta cosa tan tonta?

Susan se sonroja.

—Mi madre.

—Oh bueno, una madre es una buena persona para conservarla como amiga. Tú tráela a ella y a sus miedos a clase el próximo día y haremos que practique yoga y cambie su opinión sobre las abdominales.

»De acuerdo. Probad todos una abdominal para practicar. Haced exactamente todo lo que os diga...

Abdominales
IDEAL

1 Desde donde te encuentras en la postura del cadáver, eleva los brazos por encima de la cabeza inspirando al mismo tiempo e incorpórate, manteniendo las piernas rectas y los talones sobre el suelo. Utiliza la fuerza de la acción de echar los brazos hacia los dedos de los pies para que te ayude a incorporarte.

Justo antes de ponerte en posición erguida, inicia la espiración y desciende hacia delante, intentando alcanzarte los dedos de los pies, que estarán flexionados hacia atrás, hacia tu cuerpo. Agárralos, colocando todo el cuerpo y la cara planos sobre las piernas o por lo menos tocando con frente las rodillas. Toca el suelo, a ambos lados de las piernas, con los codos. Espira.

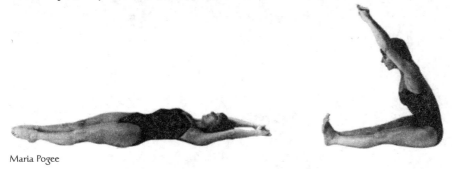

Maria Pogee

Abdominales
REALIDAD

1 Al principio, algunas personas no pueden dar con forma humana, independientemente de la fuerza con la que lo intenten, de realizar la abdominal, como si algo grande y pesado estuviera sobre su pecho. Otros sí pueden llevarla a cabo, pero sus pies ascienden a unos sesenta centímetros por encima del suelo cuando la hacen. (Esto está bien. Incluso puedes elevar los pies más y usar su impulso descendente para que te ayude a hacer la abdominal si estás encontrándote con muchos problemas). Otros pueden hacer la abdominal manteniendo los pies firmemente sobre el suelo, pero luego no pueden agarrarse los dedos de los pies y mucho menos tocarse las rodillas con la frente.

No permitas que tu estado concreto de mala forma te desanime. Dedícale a cada abdominal tu esfuerzo honesto y en dos meses, como máximo, lo harás exactamente como he descrito.

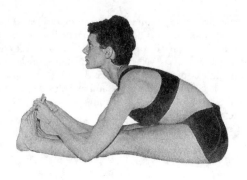

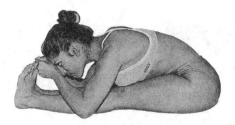

Beneficios
Las abdominales fortalecen y endurecen el abdomen e incrementan la flexibilidad de la columna vertebral.

BHUJANGASANA
Postura de la cobra

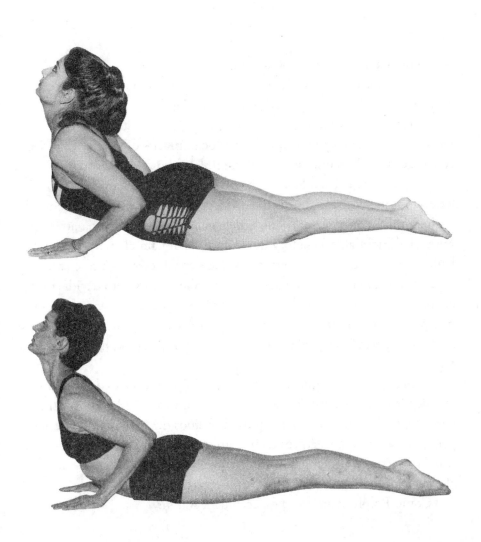

DIECISÉIS

—Valerie, háblale a Terry Dos de tu cuello.

—Bueno, llegué a clase de Bikram hace seis meses porque pensé que el yoga era algo religioso. Pensaba que iba a meditar.

—Lo sé. Ésa es la reputación, la etiqueta que la gente le pone al yoga. La gente no se da cuenta de que existen ocho niveles diferentes y dieciséis etapas de yoga. Muchas variedades, como los sabores de helado.

—Me preocupé cuando averigüé que se trataba de ejercicios –dice Valerie–, porque acababa de sufrir un latigazo cervical en un accidente de coche y mi médico me dijo que nunca echara la cabeza hacia atrás, que nunca levantara algo pesado y que nunca flexionara el cuerpo hacia delante… vamos, que no hiciera nada. Pasé tres meses y gasté cientos de dólares en fisioterapia, y mi cuello seguía doliéndome. Pero decidí confiar en Bikram, y fue sorprendente. Una semana entera de estas clases hizo más por mi cuello que todo un verano de tracciones, *jacuzzi* y masajes. Y ya no he experimentado ningún dolor de cuello ahora que llevo seis meses de yoga.

—Por supuesto. Lo que necesitabas era el tipo adecuado de estiramiento cuidadoso; pero la medicina occidental es curiosa. Es lenta y obstinada para aceptar las curas orientales que conocemos desde hace miles de años; pero poco a poco, los médicos están empezando a prestar atención al yoga. Muchos médicos vinieron a mis clases para investigar. Muchos son ahora alumnos míos e incluso envían aquí a sus pacientes.

»Como Ralph. ¿Cuál es tu especialidad, Ralph?

Ralph sonríe abiertamente:

—Soy una *rara avis*. Soy médico de cabecera.

—Eres como yo. Conoces la importancia de tratar todo el cuerpo.

»De acuerdo. Es el momento de hacer la postura de la cobra. Haced una buena abdominal, daos la vuelta sobre la toalla para mirar hacia el espejo y empecemos, por favor…

Bhujangasana

IDEAL

1 Túmbate boca abajo sobre tu toalla, con las piernas y los pies juntos y todos los músculos de los muslos y las nalgas duros como piedras, con los dedos de los pies extendidos. Coloca las palmas de las manos planas sobre el suelo, justo debajo de los hombros, con los dedos de las manos juntos y apuntando hacia delante, y las puntas de los dedos de la mano proyectándose no más allá de la parte superior de los hombros. Mantén los hombros hacia abajo de forma natural y mete los codos hacia dentro hasta que toquen los lados del cuerpo, y asegúrate de que permanezcan en contacto con los lados del cuerpo durante toda la postura. Inspira.

Postura de la cobra

REALIDAD

1 En cuanto contraigas los músculos puede que te veas afectado por calambres en las piernas y los pies, los calambres continuarán a lo largo de las posturas de suelo. Si te sucede, sonríe y sopórtalo. Flexiona y bambolea las partes afectadas y luego renueva tus esfuerzos. Los calambres se calmarán con el paso de los días.

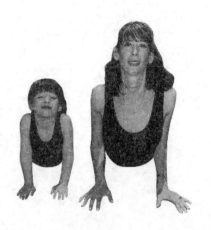

154

2 Ahora mira hacia el techo. Utilizando la
fuerza de la columna vertebral para elevar
el cuerpo (en lugar de empujar hacia arriba
con los brazos) alza el torso del suelo justo hasta el ombligo.

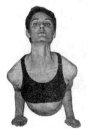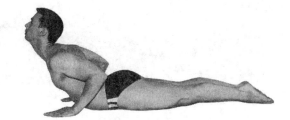

2 Probablemente no serás capaz de encontrar
ni un músculo de la columna vertebral en
ese laberinto sin utilizar en la parte posterior de
tu cuerpo, y mucho menos movilizar uno. Como
pista, los músculos que usas para arquearte hacia
atrás cuando tienes dolor de espalda son los que
elevan el torso en la postura de la cobra.

Ahora, simplemente por diversión, intenta al-
zar el torso sin soportar peso en absoluto con las
manos. Incluso puedes levantar las palmas de las
manos para evitar hacer trampa. Esto permitirá
que sientas los músculos de la parte inferior de
la espalda y que comprendas no sólo lo débiles
o fuertes que son, sino reconocer el «contacto»
que debe llevarse a cabo para, finalmente, realizar
todo el camino hacia arriba únicamente con la
fuerza de la columna vertebral.

Tanto si puedes alzarte doce centímetros sin
soportar peso con las manos como si no puedes
alzarte ninguno, dispones de tus manos y brazos
para recurrir a ellos. Como principiante harás
buen uso de ellos.

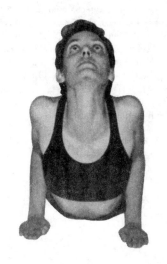

IDEAL

3 Ahora arquéate hacia atrás con la cabeza y el torso tanto como puedas sin dejar de usar la fuerza de la columna vertebral. Al mismo tiempo, presiona contra el suelo con el ombligo. Los codos seguirán apretados firmemente contra los lados del cuerpo y los hombros estarán relajados y echados hacia abajo.

Al verte desde un lado, el ángulo en el interior de tus codos debería ser de noventa grados. Respirando con normalidad, permanece veinte segundos en la postura, con la cara con un aspecto sereno y satisfecho y con una respiración en una proporción 80-20.

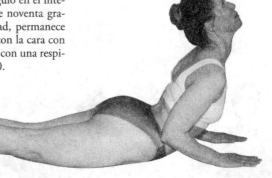

Postura de la cobra

REALIDAD

3 Maud está llevando a cabo una preciosa postura de la cobra, pero sus codos forman un ángulo de sólo setenta y cinco grados, y no de noventa. Puede hacerlo mejor.

En este paso, el aspecto esencial consiste en presionar contra el suelo con el ombligo con todas tus fuerzas, mientras arqueas la columna vertebral, el cuello y la cabeza hacia atrás y relajas la zona lumbar. Y disfruta del estiramiento. Siente lo que está haciendo por tu cintura. Deja las preocupaciones por el dolor en la parte baja de la espalda y por tu papada. Tu amiga la postura de la cobra ha acudido para rescatarte.

4 Haz descender el torso lentamente, gira la cara hacia un lado y relájate veinte segundos sobre el vientre. Mantén los ojos abiertos, los brazos hacia abajo, a los lados, las palmas de las manos hacia arriba y los talones relajados hacia fuera.

5 Repite la postura durante veinte segundos y luego vuelve a relajarte durante veinte segundos más.

4 No te dejes caer sobre la toalla. Utiliza la fuerza de la columna vertebral y la de los brazos para hacer descender el cuerpo suavemente.

5 Ésta no es una postura difícil que requiera de una gran fuerza física o de unas contorsiones raras. No te vas a hacer daño, no vas a provocarte un esguince en ningún sitio y no tienes nada que temer. Lo que requiere la postura de la cobra es fuerza de voluntad: un producto que suele ser más escaso que la fuerza física. A menos que se padezca un problema médico, el progreso lento en la postura de la cobra significa sólo una cosa: PE-RE-ZA.

Beneficios

La postura de la cobra es una de las mejores formas de mantener el cuerpo en un estado perfecto. Incrementa la longitud y la flexibilidad de la columna vertebral, ayuda a prevenir el dolor en la parte baja de la espalda y ayuda a curar el lumbago, el reumatismo y la artritis de la columna vertebral. También alivia los problemas menstruales (irregularidad, calambres, dolor de espalda), cura la pérdida de apetito, ayuda a corregir la mala postura corporal y mejora el funcionamiento del hígado y del bazo. La postura de la cobra fortalece los deltoides, el trapecio y el tríceps.

Apuntes de clase de Peggy

Voy a ser muy infeliz cuando mi cuerpo se vuelva demasiado voluminoso como para practicar esta postura. Es absolutamente sensacional para la columna vertebral, y para librarse del reumatismo y de la artritis (y cuando estás embarazada, hay que ver lo artrítica que se puede sentir tu espalda).

Es también genial para los problemas menstruales (irregularidad, calambres y dolor de vientre y de espalda), muchos de los cuales son las mismas molestias con las que convives cuando estás embarazada.

Aparte del alivio de las molestias que aporta la serie de posturas de Bikram, el fortalecimiento de los músculos y de los órganos internos y la abertura y la flexión de las articulaciones pélvicas y de las caderas son realmente un regalo de Dios durante la gestación. Su método también te enseña resistencia mental y física.

Y cada mujer con la que he hablado que ha pasado su gestación con Bikram dice lo mismo: el parto se realiza casi sin esfuerzo y se sienten de maravilla. De hecho, vuelven inmediatamente a clase y vuelven a recuperar la figura al cabo de un par de semanas. Sus bebés incluso parecen gozar de una buena salud excepcional, probablemente debida a la magnífica nutrición presente en la sangre de la madre gracias al yoga.

Honestamente, ¿qué más podría esperar una futura mamá?

SALABHASANA
Postura del saltamontes

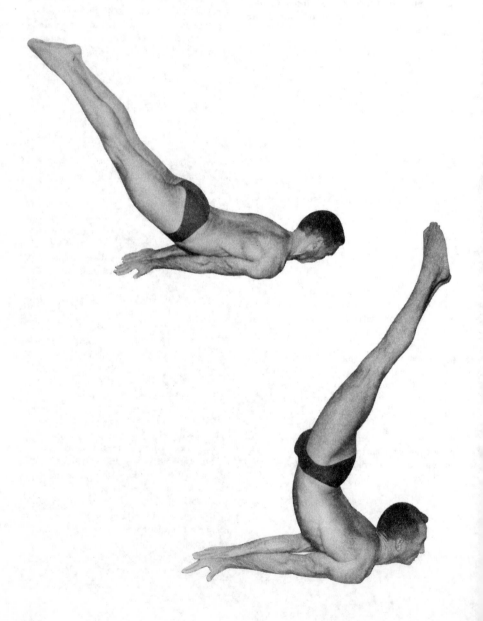

DIECISIETE

—Veo que algunos de vosotros estáis cerrando los ojos mientras estáis ahí, tumbados. Por enésima vez, os digo que *abráis los ojos*. Es esencial para mantener vuestra concentración aquí, en esta habitación y en vuestro cuerpo. Si cerráis los ojos vuestra mente se pierde. Pensáis en que vuestro cabello va a quedar hecho un desastre después de la clase, en la llamada telefónica que os olvidasteis de hacer, en la cena que tenéis que cocinar, en la factura que tenéis que pagar: todas esas cosas que parecen tan importantes, pero que en realidad no tienen ninguna importancia. Dentro de una semana, ¿importará lo que cenes esta noche o si tu cabello acabó hecho un desastre? Dentro de diez años, ¿recordarás la llamada telefónica que te olvidaste de hacer? Dentro de treinta años, ¿tendrá alguna importancia la factura que tienes que pagar?

»Lo que *sí* importará será el cuerpo que esperáis que os acompañe a lo largo de esos años y la salud que tengáis o no tengáis.

»E importará mucho lo que haga la mente dentro del cuerpo, la manera en la que piense y si os sentís desgraciados, tensos y tristes o si estáis en paz con vosotros mismos y con el mundo y, por lo tanto, inmensamente felices.

»Esto es lo que tenéis oportunidad de hacer con el yoga. Simplemente seguid mis palabras, mantened los ojos abiertos y conservad la concentración en vuestro cuerpo, y encontraréis la paz, de forma natural, en vuestra mente.

—Bikram —dice Barbie—, ¿dónde se encuentra el tercer oído con el que se supone que tenemos que escuchar?

—Se encuentra en el mismísimo centro del todo que tú misma eres, Barbie. Es cada pequeña parte de ti y toda tú al mismo tiempo.

—A veces, pienso que podemos oír con él, y otras veces no sucede nada.

—Para oír con él de verdad, tenéis que estar completamente vacíos. Ésa es la razón por la cual mantengo los problemas y los pensamientos del mundo exterior alejados de vosotros aquí, en clase, para permitir que estéis vacíos, como el vaso en el que el dios está esperando verter el agua pura y cristalina de la verdad. Si estáis llenos en vuestras tres cuartas partes, puede que el dios sea capaz de verter una pequeña cantidad. Esto es mejor que nada, pero el don queda bastante diluido con lo que ya se encontraba en el vaso. Tenéis que tener vuestro vaso vacío y limpio para recibir la verdad pura, la verdadera capacidad auditiva con el tercer oído.

»Por lo tanto, cada día, aquí, en clase, trabajamos en eso, en vaciar el vaso un poco más, de modo que podáis oír cada vez mejor. Cuando al final estéis completamente vacíos y os lavemos con un detergente para lavavajillas, de modo que podáis ver vuestro propio reflejo, entonces os llenaréis de la verdad y oiréis con claridad y comprenderéis, y escucharéis cosas hermosas que no creíais posibles.

»De acuerdo. Empecemos, por favor…

Salabhasana

IDEAL

1 Estírate, boca abajo, sobre tu toalla, con la
barbilla también sobre la toalla. Coloca los
brazos bajo el cuerpo, con los codos vueltos
hacia arriba, contra el abdomen y las palmas
de las manos planas sobre el suelo, con ambos
meñiques tocándose. (Fíjate en la fotografía,
que muestra la posición correcta de los brazos
y el torso).

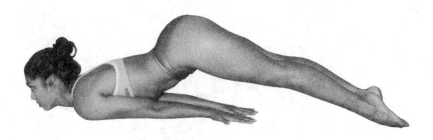

Postura del saltamontes

REALIDAD

1 Las ondulaciones, los esfuerzos, los balan-
ceos y los gruñidos mientras intentas colocar los brazos en esta posición nueva e inusual
son algo maravilloso que ver y oír. Prueba esta
técnica: Desde tu postura de relajación sobre el
vientre, empuja con el dedo gordo del pie derecho contra el suelo para elevar la cadera derecha
y girar el cuerpo ligeramente hacia la izquierda.
Entonces desliza el brazo derecho directamente
debajo del cuerpo con la palma de la mano plana
sobre el suelo. Haz descender la cadera derecha
sobre la mano y el brazo. Entonces empuja con
el dedo gordo del pie izquierdo, gira el cuerpo
sobre el brazo derecho, eleva la cadera izquierda

y desliza el brazo izquierdo, con la palma de la
mano hacia abajo, para situarlo bajo el cuerpo.
Haz que los meñiques se toquen y deja los codos
lo más cerca posible el uno del otro. Entonces
haz descender la cadera izquierda sobre el brazo
izquierdo.

Tendrás entonces ambos brazos bien inmovi-
lizados y de repente te sentirás como un ganso
atado. La cabeza se estará balanceando, intentando tener un aspecto despreocupado, y lo más
probable es que tus codos empiecen a protestar
por la posición en la que se encuentran. Coloca
la barbilla firmemente sobre el suelo y espera a lo
que vendrá a continuación.

Salabhasana

IDEAL

2 Con la barbilla contra el suelo y los pies juntos, eleva la pierna izquierda recta hacia arriba hasta formar un ángulo de cuarenta y cinco grados (ni más ni menos) con respecto al suelo. No gires ni retuerzas la pierna elevada y mantén la cadera derecha en contacto con el antebrazo derecho. El dedo gordo de la pierna derecha debería estar extendido, la rodilla extendida y fija y los músculos contraídos.

Permanece en esa posición diez segundos, con una respiración en una proporción de 80-20.

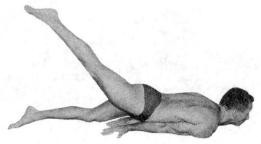

Postura del saltamontes

REALIDAD

2 El principal escollo aquí es el mismo con el que nos encontramos en las posturas del arco armado de pie y del palo en equilibrio. Trampa del yoga número 23: la pierna de un principiante que se eleva siempre se ve seguida de una cadera que le va unida. ¿Por qué? Porque elevar la cadera hace que sea más fácil levantar la pierna. No obstante, el yoga no está interesado en lo que es fácil. Por tanto, mantén ambas caderas en contacto con los antebrazos.

Al igual que con la postura del arco armado de pie y la del palo en equilibrio, ésta es una postura hacia arriba y hacia abajo y hacia delante y hacia atrás, sin giros de *ballet*. la parte inferior del pie elevado y la parte posterior de la pierna y la rodilla se desplazan rectas hacia arriba, hacia el techo, mientras que la pierna que permanece sobre el suelo queda completamente relajada.

Al mismo tiempo, siente como si alguien te hubiera atado el dedo gordo del pie a una manada de caballos salvajes mientras tiran de él a través de la pared posterior. En otras palabras, lo importante es el *estiramiento*, y no la altura.

Puede que al principio sufras calambres. Flexiona y bambolea el pie para aliviarlos.

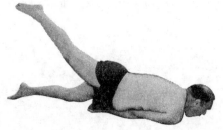

3 Haz descender lentamente la pierna derecha hasta el suelo. Manteniendo los brazos bajo el cuerpo, eleva la pierna izquierda
recta hacia arriba sin girar ni elevar la cadera
izquierda. Aguanta durante diez segundos,
con una respiración en una proporción de
80-20, con el dedo gordo estirado y la rodilla
extendida y fija.

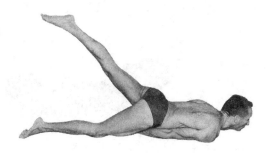

3 Si intentas conseguir una sensación de tener
las puntas de los pies ligeramente giradas
hacia dentro, lograrás el «movimiento recto hacia arriba y hacia abajo» perfecto. Una sensación
de tener las puntas de los pies ligeramente giradas hacia dentro también te permitirá mantener
ambas caderas sobre los brazos de forma más
cómoda.

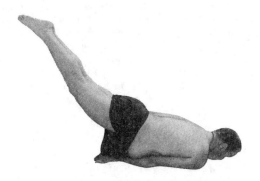

IDEAL

4 Haz descender lentamente la pierna izquierda. Inclina la cabeza hacia abajo, de modo que los labios se encuentren sobre la toalla. Con los brazos en la misma posición, extiende y fija las rodillas, con las piernas rectas y los dedos de los pies estirados, con cada músculo de los muslos y las nalgas duros como una roca.

Inspira hondo y alza ambas piernas y caderas del suelo hasta la altura del ombligo. Respira en una proporción de 80-20. Permanece en esa posición, de forma honesta, hasta haber contado hasta diez.

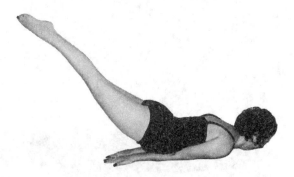

Postura del saltamontes

REALIDAD

4 la tercera parte de la postura del saltamontes suele ser la que recibe más votos como la más odiada. Antes esto diré, simplemente, que acabará resultando tan fácil como caerse de un tronco. Hasta entonces, si has estado quejándote de tus doloridos hombros, elevar ambas piernas y caderas del suelo te aportará algo nuevo de lo que quejarte.

Por supuesto, es completamente posible que no seas capaz de elevar las piernas del suelo en absoluto. Es posible que ni siquiera seas capaz de comprender *cómo* alzarlas. Puede que tu sistema de mensajes nerviosos desde el cerebro hasta los músculos se encuentre en tal estado de desuso que el cerebro haya desechado sus mapas de carreteras y que no puedas encontrar tu camino por tu propio cuerpo. (*Véase también* el paso 2 de la postura de la cobra).

No pierdas la esperanza. Es un mero asunto de paciencia. Casi como en el caso de una persona que recupera el uso de las extremidades después de una parálisis o de una enfermedad, debes seguir intentándolo hasta que la unión cerebro-músculo quede restablecida y puedas enviar mensajes a los músculos adecuados a voluntad. la forma ideal de que tus piernas se eleven consiste en que los músculos de la parte inferior de la espalda y del abdomen las *levanten*. Por tanto, háblale al vientre, además de a la columna vertebral, y a la zona baja de la espalda.

No obstante, no seas melindroso los primeros días, o incluso las primeras semanas, con respecto a cómo alzas las piernas. Intenta presionar fuerte contra el suelo con las palmas de las manos y los brazos, haz muecas con la cara y emite unos gruñidos potentes: haz cualquier cosa para elevar las piernas. Intenta alzarlas mientras espiras en lugar de mientras inspiras. El meollo del asunto consiste en hacer que dejen de tocar por completo la toalla durante diez segundos sea como sea.

5 Haz descender ambas piernas lenta y controladamente, sin dejarlas caer. Saca los brazos de debajo del cuerpo y relájalos a cada lado de éste con las palmas hacia arriba. Gira la cara hacia un lado y relájate sobre el vientre y con los ojos abiertos durante veinte segundos.

6 Repite las tres partes de la postura durante diez segundos cada una. Luego relájate, durante veinte segundos más, con los brazos a cada lado del cuerpo y la cabeza girada hacia un lado. Mantén los ojos abiertos.

5 Recuerda que si has hecho trampa con los diez segundos, únicamente te habrás engañado a ti mismo. Y no dejarte caer para salir de la postura es una parte importante del desarrollo de fuerza física en la columna vertebral. Por lo tanto, y a pesar de la tentación, no dejes caer las piernas hacia el suelo. Además, el derrumbe para salir de esta postura podría dejar una muesca en el suelo.

6 Tengo alguna buena noticia para ti. En primer lugar, los codos dejarán de dolerte al cabo de, más o menos, una semana, y lo mismo sucederá con tu codo de tenista, si es que lo padeces. En segundo lugar, tus piernas siempre están mucho más altas de lo que crees. Al cabo de algunas semanas de práctica, echa un vistazo rápido, de lado, al espejo. Probablemente estarás agradablemente sorprendido, y te verás espoleado para conseguir todavía mayores logros.

Beneficios

La postura del saltamontes aporta los mismos beneficios que la postura de la cobra, pero es incluso más potente para la curación de cualquier problema de espalda o de la columna vertebral, como la gota, una hernia discal y la ciática. Cura el codo de tenista y también es excelente para reafirmar las nalgas y las caderas.

Apuntes de clase de Hilda

Un domingo en que no tenía nada que hacer, decidí, sencillamente, practicar mi yoga. No fue hasta la primera serie de la postura de cabeza a rodilla de pie cuando me di cuenta: vi que había llevado a cabo la postura mencionada por *completo:* todo estaba arqueado, el pie estaba completamente flexionado, la frente estaba tocando con facilidad la rodilla de la pierna elevada... y podría haberme mantenido ahí en equilibrio durante todo el día. Casi había olvidado por completo que estaba en equilibrio ni más ni menos que en la postura de cabeza a rodilla de pie.

Y la magia no se desvaneció en la segunda serie. Entré en el mismo tipo de trance, sin dolor, sin la sensación de estar haciendo un esfuerzo, sin dificultades en absoluto. Me sentía como si hubiera abandonado mi cuerpo y como si estuviera a un lado y me estuviera viendo a mí mismo. Había, sin saberlo, «vaciado» mi mente y mi cuerpo, tal y como había dicho Bikram. Y ese vacío se llenó, de inmediato, de fortaleza y poder. Si me hubiera arrancado el leotardo estaba segura de que hubiera encontrado un traje de Mujer Maravilla debajo.

Sé que suena como una locura, pero me fui haciendo más y más fuerte con cada postura. Entonces, de inmediato, tras acabar, me dirigí al teléfono, hice una llamada y solucioné un asunto que llevaba varios meses pendiente. Súbitamente supe lo que quería y lo anuncié con total confianza.

No he conseguido exactamente lo mismo desde aquel día, pero partes de ello se me han pegado. Por lo menos sé qué se siente con esa sensación de control, y sé que sucederá de nuevo. Tengo tiempo para trabajar en ello. Después de todo, en comparación con esos antiguos yoguis de los que Bikram nos hablaba, setenta y cinco años es como ser una niña inmadura sin experiencia.

POORNA-SALABHASANA
Postura completa del saltamontes

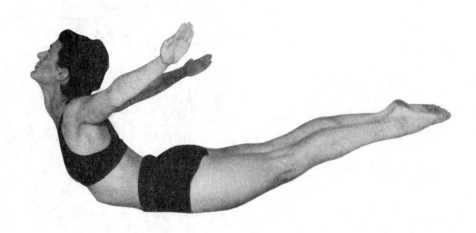

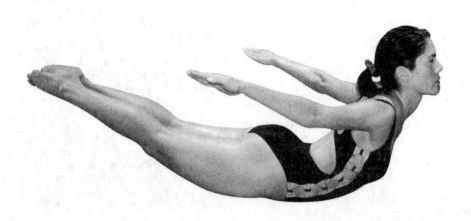

DIECIOCHO

—Archie, siempre desciendes desde la última parte de la postura del salta-montes antes de que diga «diez».

—Ya llevaba dos segundos con las piernas levantadas antes de que ni siquiera dijeras «uno».

—Sí –dice Sylvia–, y tampoco hablas nuestra lengua muy bien. Empezaste a contar hacia atrás al llegar a nueve.

—Mi dominio del idioma es perfecto al cien por cien ¿Y cuántas veces os tengo que decir que no importa cuándo os alcéis o si empiezo a recitar la Constitución mientras os encontráis en la postura: el «diez» no existe hasta que yo lo digo. Si toda la clase elevara las piernas cuando yo lo *dijera,* puede que fuera una mejor persona; pero digo *«arriba»* y la mitad de las vosotros todavía tenéis la parte posterior del cuerpo contoneándose, y los blandos os quejáis de los codos, y gruñís y refunfuñáis. ¿Por qué no tengo una clase de alumnos que parezcan una compañía de danza? En lugar de ello me han tocado unos frijoles saltarines. La única ocasión en la que se os permite hacer trampa con las cuentas es si padecéis un problema médico y os digo que os lo podéis tomar con calma. Es sólo cuestión de tiempo.

—Bikram –dice Gail–, me estaban entrando unos calambres terribles en el pie la última vez. ¿Qué hago al respecto?

—No hay nada que puedas hacer al respecto, cariño. Los calambres van y vienen: incluso yo tengo calambres a veces. Simplemente tienes que abrirte paso a través de ellos: sacudir el pie, empujar duro con los dedos de los pies contra el suelo, hacerlo lo mejor que puedas y volver a empezar.

»Lo más importante es que no os espantéis y no os asustéis cuando aparezcan. Son algo natural, y es algo que es motivo de alegría, ya que significan que estáis sacudiendo el cuerpo, haciendo que se agite y se despierte. Puede que se enfade porque le despiertan, pero no le prestéis atención a eso.

»Lo triste es cuando la gente permite que algo como un calambre la asuste. Algunas personas siempre están buscando una excusa para abandonar. Ante cualquier pequeño dolor o punzada, tiran la toalla, sacan la bandera blanca y le dicen a su cuerpo: «De acuerdo, tú ganas». Lo que resulta incluso más lamentable es que el cuerpo no ha ganado cuando hacen eso, y que nadie ha ganado, excepto, quizás, los médicos ancianos.

—Bikram —dice Charlotte—, me resulta simplemente sorprendente la resistencia que algunas personas muestran frente al yoga. Quiero decir que tengo amigos que, cuando les explico que practico yoga y me estoy beneficiando de ello, se ponen lívidos. Se preguntan si me estoy volviendo *hippy*, me dicen que es peligroso y que no estoy siendo justa con mi familia. Simplemente no hay forma de explicárselo. ¿Cómo puede algo tan beneficioso ser tan calumniado?

—Y eso por parte de gente que no sabe nada de él —dice Archie—. ¿Qué hay del yoga en la India, Bikram, ¿todo el mundo lo practica allí?

—¿Cómo se dice, en casa del herrero cuchillo de palo? No, en la India el yoga lo practica tanta gente como estadounidenses bailan *rock and roll.*

»Pero no estoy descontento con la actitud con respecto al yoga en Occidente. Tenéis que daros cuenta de que el mundo ha cambiado mucho en los últimos diez o veinte años. Ahora cada vez se aceptan y comprenden más cosas que hace diez o quince años se pensaba que eran una locura. ¿Te puedes imaginar el *jogging* siendo popular hace veinticinco años? Poco a poco, la gente va averiguando lo que vosotros en esta clase, ya sabéis. Y pronto, la gente empezará a practicar yoga cada día, como si tomara vitaminas.

»De acuerdo. Ya está bien de hablar. Empecemos, por favor...

Poorna-Salabhasana

IDEAL

1 Tumbado boca abajo sobre la toalla, estira los brazos a ambos lados, con las palmas de las manos hacia abajo. Coloca la barbilla sobre la toalla y las rodillas, piernas y pies juntos. Extiende los dedos de los pies. Aprieta los músculos de las pantorrillas, los muslos y las nalgas hasta que se pongan duros como rocas.

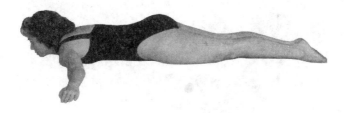

Postura completa del saltamontes

REALIDAD

1 Algunos alumnos se ven tentados a separar las rodillas y los pies cuando realizan el esfuerzo durante la segunda fase de esta postura, pero si mantienes todos los músculos contraídos y los dedos de los pies firmemente extendidos desde el principio, esta posibilidad se reducirá.

IDEAL

2 Tras una gran inspiración, mira hacia el techo y eleva los brazos, la cabeza, el tórax, el torso y las piernas del suelo en un único movimiento, con los brazos contraídos y echados hacia atrás como las alas de un avión a reacción.

Las palmas de las manos deberían apuntar hacia el suelo, con todos los dedos pegados y los brazos y las manos a la misma altura que los hombros. Utiliza los músculos de la espalda y de la parte baja de la columna vertebral tanto como puedas.

Todo el cuerpo se eleva del suelo y se arquea más y más hacia arriba, como un hermoso pájaro en pleno vuelo, hasta que te equilibres sólo sobre el centro del abdomen. Mantén los pies y las rodillas juntos y los dedos de los pies extendidos, con una respiración en una proporción de 80-20, y permanece como una estatua, honestamente, durante diez segundos.

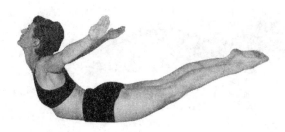

Postura completa del saltamontes

REALIDAD

2 Quiero un Boeing 747, y no un bombardero B-29. Eleva los brazos y échalos hacia atrás, con las manos siempre a la misma altura de los hombros. Esto significa que por cada par de centímetros que eleves el torso, las manos deben elevarse la misma distancia.

La postura completa del saltamontes es un sutil chivato. ¿Recuerdas que mencioné el llevar a cabo la postura de la cobra elevando el torso sin apoyarte con las manos o los brazos? Desenmascara una postura completa del saltamontes y te encontrarás a un verdadero traidor.

¿Y de qué va todo esto de elevar las piernas del suelo hasta que estés equilibrado sobre el ombligo? ¿No hiciste eso en la postura del saltamontes, pero con las manos y los brazos para que te ayudaran a mantenerte arriba y equilibrarte? Ahora hacemos lo mismo sin el beneficio de la fuerza de los brazos por delante o por detrás.

No hay atajos ni formas más sencillas de llevar a cabo esta postura. La maestría conlleva sudor, esfuerzo y determinación. Si deben hacerse sacrificios (y como principiante, los sacrificios son aparentemente infinitos), sacrifica la altura de las piernas en favor de arquear hacia arriba el torso y los brazos y echarlos hacia atrás a la máxima altura posible. Al final veremos las piernas y el torso alzados por igual, pero durante las fases iniciales acepta el hecho de que las piernas quedarán por detrás. Simplemente intenta, con honestidad, despegar las piernas del suelo un poquito más cada día.

Aparte de eso, ¡que tengas un buen vuelo!

3 Desciende lentamente. Gira la cabeza hacia un lado, con los brazos relajados a los lados, las palmas de las manos hacia arriba y reposa tranquilamente durante veinte segundos. Luego repite la postura durante diez segundos y vuelve a descender lentamente y descansa veinte segundos más.

3 Para mostrarte lo sutilmente difícil que es la postura completa del saltamontes, es la única postura en la que rara vez hago jueguecitos con los diez segundos. Si la haces de forma honesta, dando todo lo que tienes, diez segundos es todo lo que puedes aguantar. ¡Pero hay que ver las cosas maravillosas que hace por tu cuerpo!

Beneficios

La postura completa del saltamontes tiene el mismo valor terapéutico que la de la cobra y los mismos beneficios para la parte superior del cuerpo que la postura del arco armado de pie. También reafirma los músculos abdominales, la parte superior de los brazos, las caderas y los muslos.

Apuntes de clase de Bertha

Cuando averigüé, hace diez años, que tenía la presión sanguínea alta, mi familia decidió ayudarme con mi enfermedad en forma de un frenesí bienintencionado. Iban a hacer que recuperara la salud. Y su idea de cómo hacer que lo consiguiera consistía en prohibirme hacer cualquier cosa. Por lo tanto, durante diez años estuve sentada por casa como si fuera una inválida, ya que lo hacían todo por mí. Hasta cierto punto era agradable pero, por supuesto, gané peso, mis niveles de colesterol fueron todavía superiores y mi presión sanguínea aumentó increíblemente.

Un día decidí que diez años de este encarcelamiento entre algodones habían sido suficientes. Ahora iba a intentar ponerme bien a mi propia manera. Por tanto, sin explicar a nadie mis planes, me compré unos leotardos y me presenté a Bikram.

Al cabo de una semana de yoga, comprobaron mi presión sanguínea. Era alta, por no decir que era más alta que nunca, pero cuando le expliqué al médico que había empezado a practicar yoga, me dijo: «Maravilloso, siga con ello». Quedé perpleja, pero volví a las clases de yoga para iniciar mi segunda semana «bajo órdenes médicas».

Una semana después volvieron a comprobar mi presión sanguínea. ¡Era completamente normal!

Nadie estaba más sorprendido que el médico. «¡*Esperaba* resultados del yoga, pero no tan rápidos!», dijo.

Ahora, tras dos meses con una presión sanguínea normal, perdiendo peso y con las mejillas sonrosadas, mi familia ha dejado de apremiarme para que deje el yoga. Sencillamente, no pueden cuestionar los resultados.

La moraleja de esta historia es que se trata de *tu* vida y que eres tú el que la vives.

DHANURASANA
Postura del arco

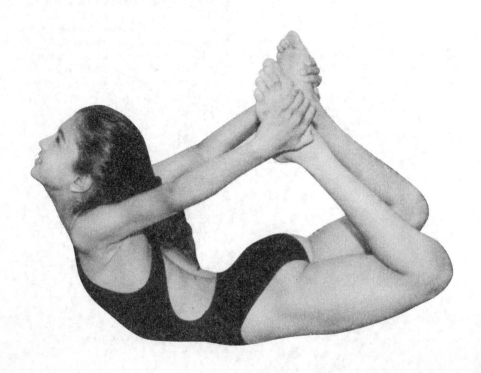

DIECINUEVE

—¿Bikram? —es Barbie, que tiene diez años—. Fuimos a Chicago la semana pasada a ver a mi tía. Fuimos en un Boeing 747. ¿Y sabes qué? Sus alas suben y bajan. Volamos a través de una tormenta y no parábamos de dar botes. Miré hacia fuera y pensé que las alas se iban a salir, porque las podía ver aletear.

—Claro, cariño. Si las alas de los aviones no aletearan como las de las aves se partirían por la mitad. ¿Sabes?, el Empire State está construido de tal forma que puede balancearse varios centímetros debido al viento. Si no dispusiera de una flexibilidad interna, acabaría derrumbándose. Lo mismo sucede con los grandes puentes. Y un coche sin muelles ni amortiguadores vibraría hasta hacerse pedazos. Por lo tanto, la salud incluso de las cosas más pequeñas depende del equilibrio, que consiste en la combinación entre fuerza y flexibilidad.

»¿Podéis explicarme por qué los seres humanos admiten esto en el caso de los edificios, los aviones y los coches pero olvidan la importancia de mantener su propio cuerpo flexible? ¿Por qué no logran ver que se harán trizas si se vuelven rígidos? Y en los seres humanos este peligro es incluso mayor. El hombre tiene una mente que ningún otro ser posee, y permite que la mente, además del cuerpo, se vuelvan rígidos, por lo que se vuelve el doble de agarrotado.

»Todos los seres humanos deberían ser como ese avión a reacción, Barbie. Regularmente, le aprietan los tornillos, se reemplazan piezas, se lubrican las articulaciones y las bisagras, se comprueba el combustible para asegurarse de que es puro, y se analizan todos sus nervios electrónicos. Si se permitiera que el avión volara sin estas comprobaciones, la lubricación y la sustitución de piezas, acabaría rígido, agarrotado y enfermo y terminaría en un desguace.

—Pero Bikram —dice Barbie—, no puedes reemplazar piezas en un ser humano: por lo menos no demasiadas, por el momento.

—Eso no es cierto. Reemplazas tus piezas a diario. No posees ninguna parte de tu cuerpo ahora (excepto quizás el cerebro) que estuviera contigo el día en que naciste. El resto de las células con las que naciste murieron y fueron sustituidas por otras nuevas. Esto continuará durante todo el tiempo en que seas «joven». La ancianidad se da cuando el cuerpo se ha descuidado tanto que ya no puede reemplazar sus piezas, o cuando el abandono ha permitido que tus órganos se conviertan en casos desesperados; pero si atiendes a tu cuerpo religiosamente, como una compañía aérea a sus aviones, te prometo que nunca acabarás en un desguace.

»Practicar tu yoga cada día es una forma de hacerte un servicio de revisión completo. Si tiritas como un conejo cuando tienes un pequeño resfriado o dolor, si te da miedo moverte o hacer ejercicio porque te duele la espalda o tienes artritis o la presión sanguínea alta, o si te asustas al respirar porque padeces asma o un enfisema, si te sientas con los pies alzados cuando estás embarazada, o si piensas que la manera de corregir una mala complexión física consiste en frotarte basura por la cara, entonces te asustará tu propio cuerpo como si se tratara de una tumba arqueológica maldita que temes abrir, por lo que sufrirás más.

—Bikram, sigo sin comprender realmente por qué algo como el *jogging* no es un ejercicio tan completo como el yoga. Siempre me siento de maravilla después de correr.

—Entonces sigue corriendo. Correr es agradable. No tengo nada en contra de ello ni de otros tipos de deporte. La mayoría son muy buenos para el sistema circulatorio, pero la salud del cuerpo humano depende de más cosas que, simplemente, el sistema circulatorio. Depende de sistemas como el abdominal, el espinal, el esquelético, el respiratorio y el nervioso. Estos sistemas deben obtener algo más que las simples migajas que les lanza el sistema circulatorio cuando se hace ejercicio, algo más que un poco de oxígeno y un buen zarandeo. Tienen que ser ejercitados de forma específica.

»El *jogging*, por ejemplo, no está ejercitando todas tus articulaciones, donde se ocultan los depósitos de calcio que provocan la artritis; no está apretando y estirando todos tus órganos internos, glándulas, músculos y tendones, donde se oculta la hiperacidez, los problemas de digestión crónicos, las hernias, los cálculos renales y otras enfermedades, la gota, los trastornos tiroideos y de las amígdalas, la apendicitis, los problemas de los órganos femeninos y las úlceras. El *jogging* se ocupa, además, de sólo una parte de los pulmones muy superficial. Por lo tanto, no está fortaleciendo realmente los pulmones ni haciéndolos elásticos y, por tanto, no está llegando a la raíz del enfisema, el asma, los problemas bronquiales y de los senos paranasales y todos los asuntos que tienen que ver con tu respiración. No está haciendo nada bueno por tu columna vertebral, donde merodean el lumbago, la ciática, las hernias discales, el reumatismo y la artritis. No hace nada por tu sistema nervioso, donde se ocultan tantos horrores, incluyendo los tornillos sueltos. No podría nombrarlos todos.

»Todos los deportes, todos los ejercicios, incluso algo como el *ballet*, todo es igual. Sólo el yoga mantiene todos los sistemas de los cuales depende tu salud. Es tan sencillo como eso. ¿Sabéis quiénes son las personas más sanas del mundo?: Mis estudiantes que permanecen leales al yoga.

»Así pues, empecemos, por favor...

Dhanurasana

IDEAL

1 Colocado boca abajo sobre la toalla, flexiona las rodillas y haz descender los pies hacia las nalgas. Echa los brazos hacia atrás, agárrate los pies desde el lado **exterior**, cogiéndote firmemente los empeines unos cinco centímetros por debajo de los dedos de los pies, que estarán extendidos. Las manos y muñecas deberían estar en el lado exterior de los pies, con todos los dedos de la mano (pulgares incluidos) pegados. Mantén los pies y las rodillas con una separación de quince centímetros entre ellos a lo largo de toda la postura. Espira.

Nota: Los principiantes con una presión sanguínea elevada nunca deben llevar a cabo esta postura sin la supervisión de un maestro. Véase el apéndice «Advertencias médicas».

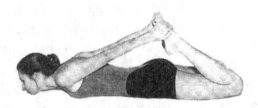

Postura del arco

REALIDAD

1 Una vez que te encuentres en esta posición tendrás, a veces, la incómoda sensación de que alguien va a acudir, meterte una manzana en la boca y empezar a darte vueltas sobre un espetón. De hecho, durante los primeros días algunas personas no pueden hacer, durante veinte segundos, más que permanecer tumbados ahí, agarrándose los pies y con un aspecto desesperado. (Por lo menos, eso es mejor que la persona ocasional que ni siquiera puede *alcanzarse* los pies).

No te desanimes. Dispones de mucha compañía. Por mi experiencia, ésta es la postura que representa mayores problemas para la mayoría de la gente. Es donde se pone de manifiesto la rigidez de cada persona y donde parece que nos encontramos con las mayores dificultades para hacer llegar los mensajes del cerebro a los músculos.

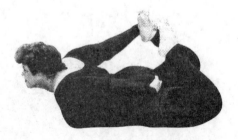

2 Al hacer una inspiración profunda, mira hacia el techo y, simultáneamente, eleva del suelo los muslos y la parte superior del cuerpo. Patalea hacia tras, contra las manos, elevando las piernas todavía más del suelo.

Haz rodar el peso del cuerpo más hacia delante cuanto más alto patalees. El objeti-vo consiste en mantener el equilibrio sobre el centro del abdomen. Una vez llegues a tu límite, respira en una proporción de 80-20 y permanece como una estatua durante veinte segundos.

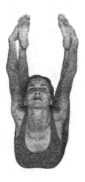

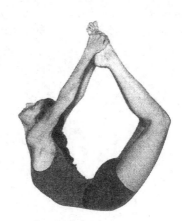

2 Es bastante fácil elevar el torso: de hecho, en esta posición «atada», el torso difícilmente podría hacer nada más que estar elevado. Son las piernas las que a veces rehúsan elevarse del suelo, independientemente de cuánto patalees hacia atrás o intentes alzarlas.

Para superar este problema, primero asegúrate de que tengas los pies bien agarrados, luego centra tu atención en la parte final (lumbar) de la espalda y en las nalgas y olvídate de que se supone que tienes que elevar el torso y las piernas. En lugar de ello, imagina que vas a empujar el abdomen, las nalgas y la parte inferior de la espalda hacia abajo, a través del suelo. Para lograrlo, debes hacer que los músculos estén duros como piedras. Ahora empuja hacia abajo. Más. Al mismo tiempo, presiona hacia arriba y hacia atrás contra las manos con la parte superior de los pies con tanta fuerza como puedas. *Arriba. Empuja. ¡Fuerte!*

Ahora el torso estará bien elevado y deberías estar sintiendo los primeros indicios de elevación en tus muslos, y reconocerás los músculos que necesitas para alzarlos, que se encuentran no en las piernas, sino en las nalgas, la parte inferior de la espalda y el abdomen.

Como consejo adicional, una vez que eleves las piernas de la toalla, adquiere conciencia de lo rígidos que estás manteniendo los hombros. Deja que los brazos tiren de las escápulas hacia atrás. Puede que incluso tengas que forzar a los hombros a desplazarse hacia atrás las primeras veces para apreciar la sensación; pero liberar los hombros (y hacer rodar el peso del cuerpo hacia delante sobre el abdomen) permitirá que todo se eleve más e incrementará el estiramiento y los beneficios.

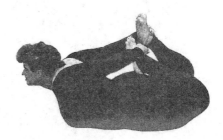

IDEAL

3 Haz descender el torso y las piernas lentamente, gira la cabeza hacia un lado y relaja los brazos a ambos lados del cuerpo, con las palmas hacia arriba. Descansa veinte segundos.

4 Repite la postura durante veinte segundos, luego haz descender lentamente el torso y las piernas y reposa veinte segundos más.

Postura del arco

REALIDAD

3 la postura del arco combina las dificultades de las posturas de la cobra, el saltamontes, el saltamontes completo, el arco armado de pie y el palo en equilibrio. Pero también estás combinando todos esos maravillosos beneficios, que deberían hacerte descansar mejor.

4 Si los primeros días no puedes aguantar hasta contar hasta veinte, aguanta diez segundos el primer día y añade dos segundos más cada día. No obstante, la falta de resistencia de un principiante total, unos calambres fuertes, una presión sanguínea elevada y quejas *reales*, como las provocadas por una rodilla con una rótula con tendencia a subluxarse, son las únicas excusas admisibles para abandonar antes de haber contado hasta veinte. Aparte de eso, la postura del arco es bonita una vez que la logras. ¿No te hace eso sentir mejor?

Beneficios

La postura del arco mejora el funcionamiento del intestino delgado y el grueso, del hígado, de los riñones y del bazo. Ayuda a enderezar las columnas vertebrales con cifosis, alivia los dolores de espalda y mejora el pecho en quilla de barco abriendo la caja torácica, permitiendo la máxima expansión de los pulmones y un incremento de la entrada de oxígeno. El arco también revitaliza los nervios de la médula espinal incrementando la circulación hacia ésta. Mejora la digestión y fortalece los músculos abdominales, la parte superior de los brazos, los muslos y las caderas (es una postura especialmente buena para incrementar la flexibilidad de las articulaciones de la cadera de los bailarines). También mejora la flexibilidad de la escápula y de los músculos dorsal ancho, deltoides y trapecio.

Apuntes de clase de Francis

Hola, soy el tipo al que sometieron a una operación quirúrgica en la rodilla, ¿recuerdas? Hace un año no me hubiera atrevido a abrir la boca y darte unos apuntes de las clases, pero ahora tengo algo que decir. Esto es lo que el yoga ha hecho realmente por mí: me ha aportado una especie de confianza tranquila. Mi rodilla ha mejorado, eso es seguro, y hace que mi vida sea mucho más placentera. Pero lo verdaderamente importante es la *confianza*.

Solía estar enfermo muchas veces, y tuve que faltar mucho al trabajo. Ahora me siento genial, y las tensiones no me afectan. Miro a mi alrededor en el trabajo y veo a tipos que son grandes ejemplares desde el punto de vista físico (yo tengo una constitución corporal como la de Woody Allen), y puedo ver por qué enferman. Están tan tirantes como un arco, con tensiones y estrés, hay sufrimiento en su vida personal y beben para encontrar las respuestas.

Y aquí estoy, yendo exactamente en dirección contraria: hacia la buena salud, la flexibilidad y el equilibrio, hacia la relajación y la capacidad de hacer frente a las cosas para alcanzar la verdadera paz interior. He conseguido un aumento y están pensando en mí para un ascenso. Incluso tengo novia formal.

Lo mejor de todo es que, de hecho, he logrado que algunos de mis compañeros de trabajo vengan aquí conmigo, y un par de ellos han seguido. Esto me aporta la buena sensación de haber sido capaz de compartir mi descubrimiento y de ayudarles a conseguir lo que yo he obtenido con el yoga.

Piensa, simplemente, en cómo se debe sentir Bikram. Ha ayudado a decenas de miles de personas.

SUPTA-VAJRASANA
Postura fija y firme

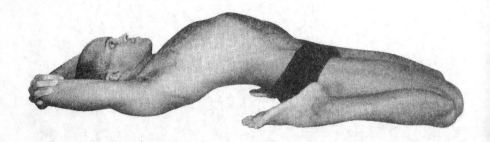

VEINTE

—Esta última vez en la postura del arco has estado realmente bien, Archie. Has despegado completamente tus muslos del suelo.

—No, nunca voy a ser capaz de llevar a cabo esa postura bien.

—Sí que lo conseguirás, porque yo soy tu profesor. Podría enseñar a la estatua de la Libertad a hacer la postura del arco. ¿Por qué os reís siempre? Pronto la estarás haciendo correctamente al setenta y cinco por ciento. Y el día después de que lo logres, leerás en los periódicos que Manhattan se derrumbó en la zona del puerto porque todo el mundo acudió corriendo hasta su extremo para ver a la estatua de la Libertad haciendo la postura del arco en su isla.

—¿Sosteniendo la antorcha entre sus dientes?

—No me importa con qué sostenga la antorcha mientras pueda mantener la postura durante veinte segundos.

»Barbie, ¿quieres mostrar a Archie cómo realizar la postura del arco completa?

Barbie se estira, se agarra los pies, eleva la parte anterior y la posterior del cuerpo y tira de los pies hasta colocarlos por encima de los hombros de forma despreocupada.

—¿Te lo puedes creer? –dice Florette.

—Puedes creerlo, porque muy pronto, si sigues practicando yoga cada día exactamente de la forma en la que te lo digo, tú también lo conseguirás.

—¿Por qué siempre tienes pensamientos negativos, Florette? Archie dice que nunca logrará hacer la postura del arco correctamente y tú te pones celosa de una chiquilla. Los dos ya estáis viendo milagros procedentes de vuestro yoga. La hernia discal de Archie ya no le molesta más, y tú tienes una hermosa figura. ¿Cuántos milagros tenéis que ver antes de acabar aprendiendo a tener fe en lo que podéis hacer?

»Una y otra vez os digo lo que debéis obtener para tener éxito no sólo en el yoga sino en todos los asuntos de la vida. Al haber obrado los pequeños milagros que ya habéis conseguido en el yoga, ya habéis conseguido un poco de autodisciplina, determinación y concentración, ya que si no estaríais en el mismo estado en el que estabais cuando iniciasteis las clases. Pero, ¿qué ha sucedido con la fe y la paciencia? ¿Cómo podéis quedaros ahí de pie y decirme que es imposible que, un día, logréis hacer la postura del arco de forma completa como Barbie? ¿No podéis ver lo que ya habéis conseguido?

»Las claves del éxito, tal y como sigo diciéndoos, no son una filosofía vieja y polvorienta. Son oro de veinticuatro quilates tachonado de diamantes y rubíes: algo apasionante y glamuroso. Y os pertenecen. Todo lo que necesitáis es creer en vosotros mismos.

»Así pues, al igual que el ave fénix que renace de sus propias cenizas, salid de vuestra relajación boca abajo y comencemos, por favor…

Supta-Vajrasana

IDEAL

1 Arrodíllate al estilo japonés sobre tu toalla, con las rodillas juntas y las nalgas reposando sobre los talones y con las plantas de los pies señalando hacia arriba.

Manteniendo las rodillas juntas, separa los pies justo la distancia de la anchura de tus caderas y siéntate entre los pies, con las nalgas reposando sobre el suelo y los lados de los pies abrazando la parte lateral de las caderas. Mantén ambos pies con las plantas hacia arriba sobre el suelo durante toda la postura.

Coloca las manos por detrás del cuerpo, con las palmas sobre los dedos de los pies, los dedos de las manos señalando hacia fuera y los pulgares hacia dentro.

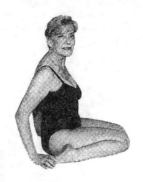

Postura fija y firme

REALIDAD

1 Al principio, mucha gente es incapaz siquiera de sentarse sobre sus talones. Luego, hacer que las nalgas toquen el suelo puede llevarles semanas. Pero cuando, finalmente, lo logran, se sienten como si hubieran llegado a la cima del Everest. Y en cierto sentido es así. Por una vez, la gente se demuestra a sí misma que *puede* hacer algo que el día anterior parecía imposible, y no hay nada que pueda detenerla.

Para calentar y acelerar tu progreso (y aliviar los inevitables calambres en tus rodillas y pies), puedes practicar esta postura mientras ves la televisión por la tarde. Simplemente siéntate sobre el suelo al estilo japonés, separa los pies y bota suave, pero insistentemente, para estirar los músculos y los tendones de las rodillas y los pies y para acostumbrarlos a su posición echada hacia atrás.

Algunas personas (especialmente los hombres) tienen una gran dificultad para llegar a algún lugar en esta postura con las rodillas juntas. Si te encuentras con que éste es tu caso, siéntate con las rodillas un poco separadas al principio, y luego fuérzalas a volver a estar juntas después de haber logrado dominar la postura.

En cuanto a colocar las manos sobre los pies, si todavía no puedes hacer tocar las nalgas con los talones, no serás capaz de alcanzar los dedos de los pies. Pero inténtalo. Incrementará el estiramiento.

IDEAL

2 Agarrándote de los pies, flexiona lentamente el codo derecho hacia el suelo, por
detrás del cuerpo, y luego flexiona el codo izquierdo hacia el suelo, de modo que el torso
esté inclinado hacia atrás, sostenido por los
codos.

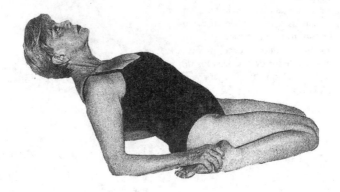

Postura fija y firme

REALIDAD

2 Esta parte de la postura suele sacar a la luz
las primeras quejas de tus pies. Cuanto más
hacia atrás te inclines, más alto chillarán los dedos de los pies, y los tobillos, las pantorrillas, las
rodillas y los muslos se sumarán al coro. Cuentas
con la comprensión de todas las personas que lo
han intentado antes que tú, y se te permite pronunciar algún taco. Abandonar, no obstante, es
ilegal, inmoral y, por tanto, impensable.

Pero puedes confiar en una cosa importante:
las molestias son ocasionadas por la novedad de
la postura, y no porque te estés haciendo daño.
Sólo si entras o sales bruscamente o con demasiada rapidez de la postura, existe la posibilidad
de un tirón. Hazlo todo lentamente. Es imposible
repetir demasiado este consejo.

Puedes, como principiante, colocar las manos
planas sobre el suelo por detrás del cuerpo en
lugar de sobre los dedos de los pies. Esto permitirá que el cuerpo descienda sobre los codos
con más seguridad y liberar de un poco de peso
a las pobres piernas y pies pasándolo a los brazos
y manos.

3 Manteniendo las rodillas juntas y en contacto con el suelo desde el principio hasta el fin, permite que la cabeza descienda hacia atrás, hasta el suelo, y luego relaja los hombros sobre el suelo permitiendo que los codos se deslicen hacia fuera desde debajo del cuerpo después de que los hombros y la parte superior de la espalda hayan descendido.

Ahora eleva los brazos hacia arriba, por encima de la cabeza, con cada mano agarrando el codo opuesto y ambos brazos planos sobre el suelo. Recoge la barbilla hacia abajo, hacia el pecho. Relájate por completo, espira y permanece en esa posición veinte segundos.

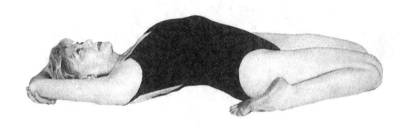

3 Hay dos fases en esta postura en las que casi todo el mundo se atasca. la primera es en el momento de hacer descender ambos codos hacia el suelo. Durante algunos días no avances más, ya que estás estirando todos los músculos desde el tórax hasta el abdomen, las caderas, los muslos, las pantorrillas y los pies. Pero después de eso, quedar petrificado en esta posición consiste en, sencilla y llanamente, *miedo*.

Por último, invocas a tu valentía y, de hecho, echas la cabeza hacia atrás, hacia el suelo. Aun así, vuelves a quedar petrificado, soportando todavía la mayor parte del peso sobre los codos y sin estar suficientemente seguro de lo que hacer a continuación y, de todas maneras, asustado de intentarlo.

La solución a ambos problemas consiste en *relajarse*. Date cuenta de que luchando contra el acto de hacer tocar con los codos el suelo vas a hacer que te resulte el triple de difícil. Déjate ir por completo. Permite que los codos se deslicen desde debajo del cuerpo y relaja los hombros y la parte superior de la espalda sobre la toalla. Las

piernas y los pies protestarán, pero sopórtalo tanto como puedas y asciende lentamente.

Ahora que te encuentras en la posición final, empieza a intentar mantener las rodillas completamente juntas y totalmente pegadas suelo. luego desvía tu atención para sentir como si las nalgas se te hubieran convertido en plomo y estuvieran descendiendo a través de suelo. Una vez que le cojas el tranquillo a esa relajación, podrías quedarte dormido en la postura fija y firme, ya que resulta así de cómoda.

Pero el yoga no pide héroes ni locos. Haz simplemente tanto como puedas cada día y luego mantén la postura durante la cuenta de segundos correspondientes.

IDEAL

4 Asciende lentamente, usando los codos y las manos para sostenerte. Gira el cuerpo ciento ochenta grados, túmbate boca arriba y lleva a cabo la postura del cadáver durante veinte segundos.

5 Realiza una abdominal perfecta, cogiéndote los dedos de los pies y tocándote las rodillas con la frente. Gira todo el cuerpo ciento ochenta grados para mirar al espejo, siéntate al estilo japonés y repite la postura fija y firme durante veinte segundos.

6 Asciende lentamente utilizando los codos y las manos. Gira todo el cuerpo ciento ochenta grados, luego túmbate boca arriba y adopta la postura del cadáver durante veinte segundos.

Postura fija y firme

REALIDAD

4 No importa lo desesperado que estés por salir de la postura: *debes* hacerlo lentamente y de forma exactamente inversa a como la adoptaste.

5 Como la primera serie ha estirado tus músculos agradablemente, deberías ser capaz de hacerlo incluso mejor esta vez. Venga, no seas llorón. Inténtalo.

Cuando por fin alcances el punto en que te puedas echar a dormir (esto puede llevar días, semanas o meses), empieza mover los pies hacia el interior, más cerca de las caderas, y a contraer los dedos de los pies debajo de las nalgas para incrementar el estiramiento en las piernas y los pies.

Cuando domines eso, entonces ten dulces sueños. Te los mereces.

6 A pesar de la incomodidad de esta postura, supone una terapia maravillosa gemir, refunfuñar y quejarse. Los ruidos que algunas personas emiten deberían grabarse para la posteridad. Y el axioma de que la desgracia atrae más desgracias debió formularse por vez primera después de que en una clase de yoga los estudiantes llevaran a cabo la postura fija y firme, a pesar de que todos parecen acabar riendo, en lugar de llorando.

Beneficios
La postura fija y firme ayuda a curar la ciática, la gota y el reumatismo en las piernas. Adelgaza los muslos, reafirma la musculatura de las pantorrillas y fortalece el abdomen. También fortalece y mejora la flexibilidad de la parte inferior de la columna vertebral, las rodillas y las articulaciones de los tobillos.

ARDHA-KURMASANA
Postura de la media tortuga

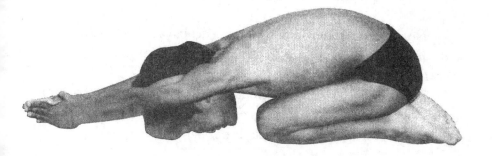

VEINTIUNO

—Bikram, ¿se supone que toda la columna vertebral tiene que acabar en contacto completo con el suelo en la postura fija y firme?

—No. Simplemente los hombros y las nalgas. Supone, prácticamente, una imposibilidad física que toda la columna vertebral contacte con el suelo en esa postura. La única persona que he conocido que pudiera hacerlo es una profesora que trabaja en una de mis escuelas. Todo su cuerpo está formado por espaguetis cocidos. Debería hacérselo mirar por un médico.

»De hecho, eso le provoca muchos problemas. En primer lugar debe trabajar muy duro para que su fuerza física equilibre su flexibilidad. En segundo lugar, no sabe lo que se siente no siendo flexible. Por lo tanto, simplemente dice a sus alumnos: «Haced esto», y en realidad no puede comprender por qué no lo hacen.

—Es como intentar comprender en qué consiste ser normal cuando siempre has sido guapo –añade Florette.

—¿Desde qué lado de la valla asumes que estás hablando? –pregunta Archie.

—No importa. Ahora es muy hermosa debido a haber practicado yoga cada día, y mientras continúe (o cualquiera continúe), van a permanecer de la misma forma.

—Bikram –dice Hilda–, tú empezaste a practicar yoga muy pronto (con sólo cuatro años). ¿No te encuentras con que te has olvidado de cómo era al principio? ¿O eras flexible por naturaleza?

—No, no era flexible por naturaleza en absoluto. Tuve que trabajar muy duro. Pero ahora, a veces lo olvido. Y cuando lo olvido, entonces lo convierto en un gran sacrificio para mis alumnos. Finjo ser perezoso durante un mes y no practico yoga en absoluto. Entonces, cuando vuelvo, tengo que luchar y soportar dolor y sentir rigidez e irritación, igual que el resto de vosotros.

—Dios mío –dice Florette–. ¡Que noble!

—¿No hace que os entren ganas de llorar? –dice Juliet–. Siempre que parece que Bikram está perezoso y flojeando, en realidad es que se está sacrificando por nosotros.

—De acuerdo, muchachos, ya está bien.

»Haced una abdominal perfecta, girad todo el cuerpo ciento ochenta grados sobre la toalla para mirar hacia el espejo y empecemos, por favor…

Ardha-Kurmasana

IDEAL

1 Arrodíllate al estilo japonés, sentándote sobre los talones, rodillas y pies al mismo tiempo, con las manos situadas cómodamente encima de las rodillas.

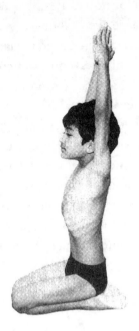

Postura de la media tortuga

REALIDAD

1 Los que hayáis experimentado dificultades para hacer esto en la postura fija y firme tenderéis el mismo problema en la postura de la media tortuga: un hueco entre las nalgas y los talones. Tal y como he sugerido anteriormente, aprovecha cada oportunidad que tengas para arrodillarte y botar suavemente para estirar los músculos, articulaciones y tendones atrofiados. No obstante, por el momento siéntate tan hacia abajo como puedas y concéntrate en mantener una presión hacia abajo sobre las nalgas durante toda la postura.

2 Eleva los brazos por encima de la cabeza, a cada lado ésta, y forma una agradable aguja de iglesia: las palmas de las manos juntas, los pulgares cruzados, los brazos tocando las orejas y la columna vertebral recta. Estira los brazos hacia arriba tanto como puedas e inspira hondo.

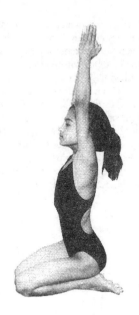

2 la mitad del beneficio que aporta este estiramiento procede de mantener los brazos extendidos y fijos y en contacto con las orejas mientras flexionas el cuerpo hacia delante en el siguiente paso. Por tanto, asegúrate de no dejar caer tu aguja de la iglesia.

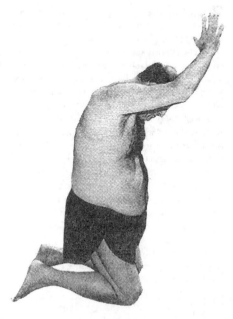

IDEAL

3 Manteniendo las nalgas en contacto con los talones en todo momento, flexiona el cuerpo lentamente desde la parte inferior de la columna vertebral formando una línea recta desde la rabadilla hasta la punta de los dedos de las manos, manteniendo la aguja de la iglesia perfecta, estirando la columna vertebral hacia delante al máximo y poniendo énfasis en las grandes espiraciones. Desciende hasta que la parte lateral de las manos toque el suelo, con los codos extendidos y fijos, la aguja de la iglesia todavía perfecta y las nalgas reposando aún sobre los talones. Mantén los ojos abiertos.

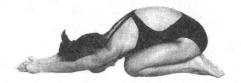

Postura de la media tortuga

REALIDAD

3 la postura de la media tortuga nos hace sentir como si estuviéramos en el cielo después del purgatorio que supone la postura fija y firme. No es que la postura de la media tortuga sea fácil, cosa de la que te darás cuenta en cuanto veas que *no hay forma* de que las nalgas sigan en contacto con los talones mientras flexionas el cuerpo hacia delante. Con toda probabilidad, el hueco será igual de grande una vez que poses la frente sobre el suelo. Incluso a Jeff le quedan un par de centímetros por reducir.

A continuación descubrirás que probablemente no dispones de suficiente fuerza en la columna vertebral para descender todo el camino con la columna vertebral perfectamente recta. Resucitar esos cocodrilos a los que conociste en la postura del palo en equilibrio en el capítulo Siete será de ayuda. Se encuentran justo donde tu cara y tus manos tocarán la toalla. Esto, por tanto, nos hace descender muy lentamente y mantener la cara y las manos sin tocar la toalla hasta que deban tocarla completamente.

Este estiramiento lento no sólo te fortalecerá rápidamente los músculos de la espalda y mantendrá la columna vertebral lo más recta posible, en tu punto concreto de evolución, sino que también mantendrá las nalgas en contacto con los talones durante más tiempo. Te darás cuenta de cuál es el punto exacto en el que pierden el contacto y podrás evaluar tu progreso a cada día que pase.

4 Estira tu aguja de la iglesia más hacia delante, tanto como puedas. Entonces haz
toca con la frente la toalla, con la barbilla apar-
tada del pecho. Relaja los hombros y la espalda
por completo. Con los ojos todavía abiertos,
espira y permanece en la postura hasta haber
contado hasta veinte.

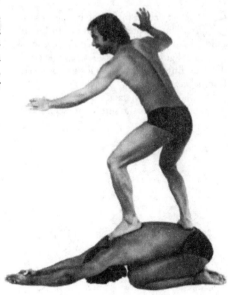

Quincy Jones y Bikram

4 Quincy podría estar incluso más estirado. A
veces ayudo a los estudiantes a que se estiren
más poniéndome de pie sobre sus caderas y re-
botando con suavidad mientras se encuentran en
la postura. Eso ayuda a estirar la columna vertebral y todos esos músculos que necesitan estirarse
para que haya un buen contacto entre las nalgas
y los talones. Y no duele. De hecho, la sensación
es agradable.

Y para obtener el mejor estiramiento con tu
aguja de la iglesia, mientras las partes laterales de
las manos (con ambas palmas juntas y los pulgares
cruzados) tocan la toalla, deslízalas hacia delante.

Cuando ya no se deslicen más, hazlas *avanzar* hacia delante con movimientos de lado a lado, de
balanceo y reptando, hasta que los brazos y los
hombros estén estirados hasta lo que parezca ser
el punto de ruptura. Entonces, haz descender la
cabeza hacia la toalla y relájate.

Como el objetivo de esta postura es la relajación, obra maravillas con un cuello y unos hombros
tensos. Ocúpate de su relajación de forma activa,
eliminando cualquier tensión que persista. (Una
vez que te encuentres en tu mejor estiramiento,
que cada día será mayor, el propio estiramiento y
el peso del cuerpo harán el ejercicio por ti).

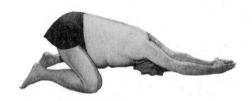

193

IDEAL

5 Asciende del mismo modo en que descendiste: lentamente y formando un bloque sólido. Mantén las caderas en contacto con los talones, la aguja de la iglesia perfecta y la espalda recta. Entonces haz bajar los brazos a cada lado del cuerpo.

Date la vuelta y relájate boca arriba en la postura del cadáver durante veinte segundos.

6 Haz una abdominal, agarrándote los dedos de los pies y haciendo que la frente toque las rodillas. Gira todo el cuerpo hacia delante ciento ochenta grados, arrodíllate al estilo japonés sobre la toalla y repite la postura durante veinte segundos.

Vuelve a ascender del mismo modo en que descendiste, bajando los brazos a cada lado del cuerpo, date la vuelta y reposa en la postura del cadáver durante veinte segundos.

Postura de la media tortuga

REALIDAD

5 Es fácil conseguir el contacto entre las nalgas y los talones combándose en la parte media de la espalda mientras te elevas. No es fácil mantener ese contacto cuando te alzas como una barra sólida de acero desde las puntas de los dedos hasta la rabadilla, aunque ése es el método correcto; pero la única forma en que vas a conseguirlo es haciéndolo tan lentamente como un caracol gestante.

Debes generar una enorme cantidad de impulso en las manos y los brazos y mantener ese impulso trabajando durante todo el camino, o los brazos se combarán y la espalda se arqueará. Al hacerlo correctamente, toda la columna vertebral, desde arriba hasta abajo, trabajará y se fortalecerá. Lo sentirás durante cada paso del camino y será muy satisfactorio.

6 Es bueno que estéis descansados, porque la siguiente postura es la del camello.

Beneficios

La postura de la media tortuga proporciona una relajación máxima. Cura la indigestión, estira la parte inferior de los pulmones e incrementa el flujo de sangre hacia éstos. Reafirma el abdomen y los muslos e incrementa la flexibilidad de las articulaciones de las caderas, de las escápulas y de los músculos deltoides, tríceps y dorsal ancho.

Apuntes de clase de Barbie

¿Sabéis?, creo que soy la persona más incomprendida de esta clase. Los mayores creen que, simplemente, como soy flexible, no trabajo tan duro como ellos. Piensan que los niños no necesitan, realmente, practicar yoga, y se preguntan qué estoy haciendo aquí. Imagino que creen que, sencillamente, me gusta exhibirme.

Los niños también son personas, ¿sabéis? Algunos de mis amigos son tan flexibles como yo y pueden llevar a cabo un saltamontes completo, un arco completo y un camello completo. Pero no muchos pueden. El resto se encuentra con tantos problemas como los mayores... y a todos les gusta olvidar que yo tampoco podía hacer todo esto al principio.

El hijo de Charlie y de Charlotte también practica yoga. Empezó con un cuerpo tan rígido como una tabla. Todos decían: «Eso es distinto. Tiene trece años y ya casi es un adulto». Eso no tiene ningún sentido. La gente acepta el hecho de que Tommy debiera tener un cuerpo rígido porque tiene trece años y casi ha completado su crecimiento, y luego se dan la vuelta y dicen que los niños no necesitan practicar yoga. Si eso fuera cierto y yo no practicara yoga, en tres años tendría un cuerpo tan rígido como el de Tommy. Por lo tanto, y en primer lugar, ¿por qué no debería practicar yoga y no acabar con un cuerpo rígido?

También estoy muy orgullosa de mi madre. Es bastante mayor (tiene cincuenta y cinco años). Supongo que llegué tarde. Tengo una hermana que tiene treinta años. No puedo recordar divertirme de verdad con mi madre hasta que inició sus clases de yoga: siempre estaba cansada y malhumorada porque tenía bursitis realmente graves. Pero ahora se la ve tan joven y tan llena de diversión que es mi *hermana* la que parece vieja, aunque creo que Marge empezará a practicar yoga pronto porque ayer iba paseando por la calle con mi madre y alguien pensó que eran hermanas. Marge no se rió.

De cualquier manera, y *por favor*, no creas que el yoga no es para niños. *Animales* a practicarlo ahora y dispondrán de él para toda su vida.

USTRASANA
Postura del camello

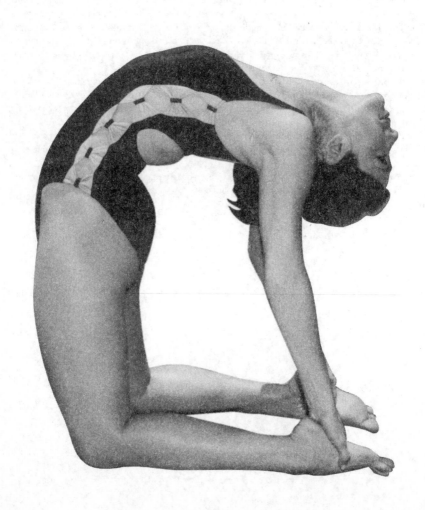

VEINTIDÓS

—Bikram, ¿qué aspecto tiene la postura de la tortuga completa? –pregunta Archie.

—Se parece a una tortuga de verdad arrastrándose por el desierto. Lavinia, a partir de ahora quiero verte estirar tu aguja de la iglesia mucho más hacia delante en la postura de la media tortuga, porque aparte de una relajación máxima, esa postura te ayuda a estirar la parte inferior de los pulmones e incrementa la circulación sanguínea hacia el cerebro, de modo que no te vuelvas senil con sesenta y cinco años, ¿de acuerdo?

—De acuerdo.

—¿Vendrás mañana y me enseñarás lo bien que puedes hacerlo?

—Caramba, Bikram. No puedo. Tengo que quedarme en casa y preparar galletas para las Chicas Exploradoras.

—¿Galletas? Lavinia, acabas de pronunciar la palabra equivocada. Te brillan los ojos. Prepara las galletas esta noche así mañana podrás venir a clase y traerme unas cuantas.

—Eh, Barbie, ¿quieres mostrar a Terry Dos lo que es una postura del camello *completa?*

Barbie suspira. Entonces se yergue sobre las rodillas y arquea el cuerpo hacia atrás hasta llegar al suelo, flexionando la cabeza, los hombros y los brazos por debajo del torso de modo que señalan hacia delante a través de las rodillas. Su pequeño cuerpo forma un círculo perfecto.

—Precioso. Ahora permanece ahí y yo llevaré a cabo la postura del cuervo sobre tu caja torácica ¿Preparada?

—Uno, dos, tres cuatro… ¿Cómo te sientes, Barbie? Siete, ocho, nueve, diez. De acuerdo, ya es suficiente. Fijaos en ella. Parece como si una ráfaga de viento se la pudiera llevar volando, pero ahora no tiene más que la cara sonrojada. ¿Has sentido mi peso, Barbie?

—No.

—Por supuesto que no. Ninguno del resto de vosotros tiene que hacer eso todavía. Eso es la postura del camello *completa*. Pero Barbie y yo os hemos mostrado mejor de lo que pudiera explicar cualquiera de mis palabras la fuerza que puede haber en la flexibilidad, y que la flexibilidad y la fuerza combinadas te hacen estar equilibrado. Cuando posees equilibrio puedes llevar todo el mundo sobre tus hombros y ni siquiera notarlo. Eso es lo que vais a obtener del hatha yoga. No habrá peso, presión ni tensión que la vida pueda poner sobre vuestros hombros que no podáis superar.

»¿Sabéis lo que significa *hatha?* Es sánscrito. *Ha* significa «Sol» y *Tha* significa «Luna». El Sol y la Luna son los dos lados, la izquierda y la derecha del universo que conocemos. Por lo tanto, los antiguos yoguis aprendieron que también había una derecha y una izquierda en cada parte del ser humano: un lado más fuerte y uno más débil. Y dieron al lado derecho del cuerpo el nombre de *Ha* (que significa «Sol») y al lado izquierdo el nombre de *Tha* (que significa «Luna»).

»Ahora sabemos lo importante que es el Sol. Obtenemos la mayor parte de la energía y la nutrición del Sol. Pero la Luna no es un simple elemen-

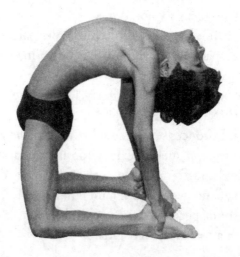

to decorativo en el cielo, en el camino de los amantes. La Luna tiene un gran efecto sobre todas las cosas que hay en la Tierra: sobre los océanos, por ejemplo. Y también sobre la mente. Todos saben que hay gente que se vuelve como loca cuando hay luna llena. Por lo tanto, es muy importante que comprendamos los poderes del Sol y de la Luna y que los equilibremos ambos.

»Eso es exactamente lo que hacemos en el hatha yoga. Ya os dije que yoga significa *unión*. Por lo tanto, en el hatha yoga equilibramos, desde el punto de vista físico, los poderes derechos e izquierdos del cuerpo para asegurarnos, por ejemplo, de que nada está torcido, de que una cadera no está más alta que la otra, de que una rodilla no está más débil que la otra, de que un lado no es más flexible que el otro, o de que no hay dolores crónicos en un lado del cuello o del hombro. Cuando se consigue la unión o el equilibrio, todos los sistemas funcionan con una sincronización y una salud perfectas, igual que la noche y el día, y el Sol y la Luna trabajan juntos en la naturaleza.

»Y mentalmente también te equilibras, de modo que cuando hay luna llena no te crece pelo ni te salen colmillos, y no sales corriendo como un hombre lobo en plena noche.

»De acuerdo. Ahora empecemos, por favor...

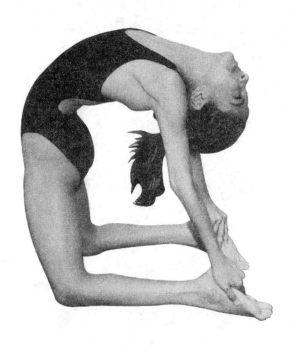

Ustrasana

IDEAL

1 Yérguete sobre las rodillas, sobre tu toalla, con las rodillas y los pies separados quince centímetros. Coloca las manos sobre la parte posterior de las caderas, con los dedos señalando hacia el suelo. Inspira.

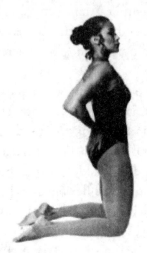

Freda Payne 1977

Postura del camello

REALIDAD

1 Si te resulta más cómodo que las rodillas estén algo más separadas, está bien, pero mantén los pies separados sólo quince centímetros.

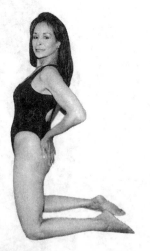

Freda Payne 2000

200

2 Manteniendo las manos sobre las caderas, echa la cabeza hacia atrás por completo. Luego flexiona el torso hacia atrás, lentamente, unos quince centímetros y detente.

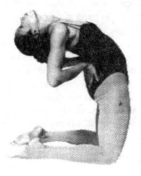

Freda Payne 1977

2 Incluso esta cantidad es a veces dura para los principiantes; pero las manos están sobre la parte posterior de las caderas por una buena razón: para aportarte apoyo. Por lo tanto, úsalas. Y echa la cabeza hacia atrás *por completo*.

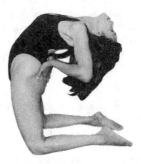

Freda Payne 2000

IDEAL

3 Ahora echa la mano derecha hacia abajo y agárrate firmemente el talón derecho, con el pulgar en el lado exterior y el resto de los dedos de la mano apuntando hacia el interior. Luego haz descender la mano izquierda y cógete el talón izquierdo, con el pulgar también hacia el exterior y el resto de los dedos de la mano señalando hacia dentro.

Inspira hondo y luego espira mientras echas los muslos, caderas y vientre tan hacia delante como puedas, utilizando toda la fuerza de la columna vertebral de la que dispongas. Simultáneamente, arquea el torso hacia atrás al máximo. Deberías sentir el esfuerzo en la parte final (lumbar) de la espalda. Pon énfasis en las espiraciones y mantén la postura durante veinte segundos.

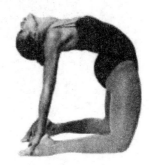

Freda Payne 1977

Postura del camello

REALIDAD

3 El primer día probablemente no serás capaz de ir más allá de agarrarte ambos talones, pero es un buen comienzo si lo llevas a cabo correctamente, así que ten paciencia contigo mismo.

Una cosa buena del triángulo de hierro en lingotes al que te parecerás es que peor no lo podrás hacer.

Por lo tanto, concéntrate en la zona que va desde la parte superior de los muslos hasta la cintura. Échala hacia arriba y hacia delante con todas tus fuerzas. Espira y empuja más fuerte. Esa parte central del cuerpo acabará empezando a parecerse a un acordeón, estirándose con cada espiración.

Cuando hayas empujado hacia delante tanto como puedas ese día, varía tu centro de atención hacia la parte baja de la espalda e intenta relajar esos músculos tensos. Digo «intenta», porque todos están tan convencidos de que se van a romper que todos los músculos se oponen a la relajación que *debe* darse en esa zona para per-

mitir que la parte superior del cuerpo se arquee completamente hacia atrás.

El día en que, finalmente, reúnas todo tu valor y permitas que tu espalda se relaje, el júbilo de sentir que el cuerpo se arquea elegantemente hacia atrás compensará sobradamente cualquier molestia.

Una vez que empieces a obtener un buen empuje hacia delante, cuídate de no «hacer trampas» permitiendo que las manos se te separen de los talones. Mantén los dedos de las manos bien dirigidos hacia abajo, hacia el empeine, agarrando el talón plena y firmemente.

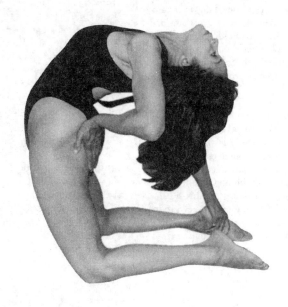

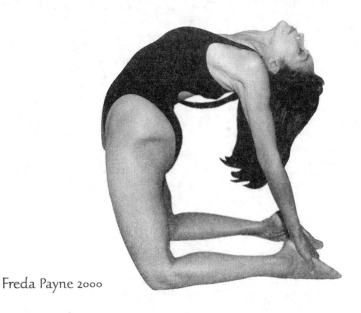

Freda Payne 2000

IDEAL

4 Asciende lentamente de la misma forma en que descendiste: llevando la mano derecha hacia la cadera derecha y la mano izquierda hacia la cadera izquierda para ayudarte a enderezarte. Gira todo el cuerpo ciento ochenta grados, túmbate boca arriba y relájate en la postura del cadáver durante veinte segundos.

5 Yérguete con una gran inspiración, espirando mientras te agarras los dedos de los pies, posando la frente sobre las rodillas e intentando también tocar el suelo con los codos.

Luego vuelve a girar todo el cuerpo ciento ochenta grados y lleva a cabo una segunda serie de la postura del camello durante veinte segundos. Asciende lentamente, gira de nuevo todo el cuerpo ciento ochenta grados, túmbate y relájate en la postura del cadáver durante veinte segundos.

Postura del camello

REALIDAD

4 Algún día voy a hacer una fotografía de toda la clase saliendo de la postura del camello. Parecen un grupo de zombis. Durante una fracción de segundo no tengo ningún alumno en mi clase, ya que todos se han ido a un lugar muy lejano.

5 En mi clase sabes que estás llevando a cabo una buena postura del camello cuando me pongo de pie sobre tus caderas mientras tú estás en la postura. Cuando las caderas están completamente echadas hacia delante son como el peñón de Gibraltar. Ni siquiera te enteras de que estoy ahí; pero como puedes ver, siempre hay un «más hacia delante» y un «más hacia atrás» hasta que estés completamente flexionado por partida doble.

Beneficios

La postura del camello estira los órganos abdominales al máximo y cura el estreñimiento. También estira la garganta, la glándula tiroides y las paratiroides. Al igual que la postura del arco, abre una caja torácica estrecha para proporcionar más espacio a los pulmones; y como da lugar a una compresión máxima de la columna vertebral, mejora la flexibilidad del cuello y de la columna vertebral y alivia el dolor de espalda. También reafirma y adelgaza el abdomen y la cintura.

Apuntes de clase de Leslie

Si crees que ésta es la postura que acabará contigo, no es así. Sólo te hace sentir así. Lamentablemente, esa sensación nunca cambia, independientemente de cuán avanzado sea tu nivel.

Debo confesar que, en esta postura, nunca he vencido mi miedo inicial de que me quedaría atascado ahí abajo permanentemente. Creo que es una reminiscencia de una película de terror que vi a una edad en la que era muy impresionable. Jane Powell salió a un escenario a bailar con Ricardo Montalbán. Ella llevaba un corsé parecido a los de tipo médico y quedaba fija en una posición en la que todo el cuerpo se doblaba hacia atrás. Era una película espeluznante titulada *Two weeks with love*. No deberían mostrar cosas tan horrorosas a los jóvenes, y especialmente a los futuros alumnos de yoga.

Por supuesto, hay algunas personas (siempre hay alguna Barbie en todos los grupos de gente) que pueden llevar a cabo una postura del camello *completa*. Nosotros, la gente normal, ignoramos las exhibiciones como ésa. (De hecho, cuando Bikram no está mirando desenchufamos las estufas que tienen al lado).

¿Parezco duro con la postura del camello? No más de lo que se merece; pero me han pedido que diga algo agradable de la postura del camello, así que lo diré: es algo maravilloso haberla finalizado.

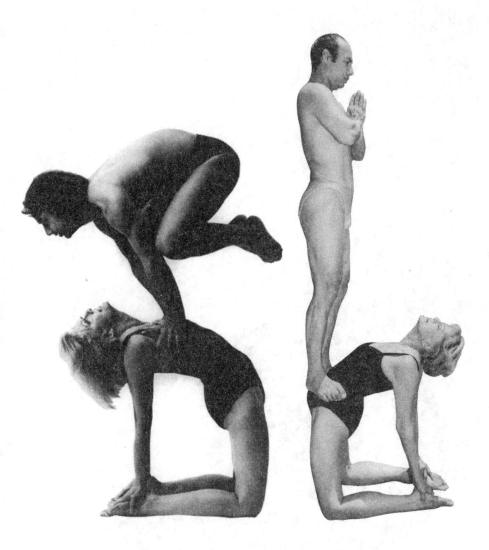

1977   2000

Emmy Cleaves y Bikram

SASANGASANA
Postura del conejo

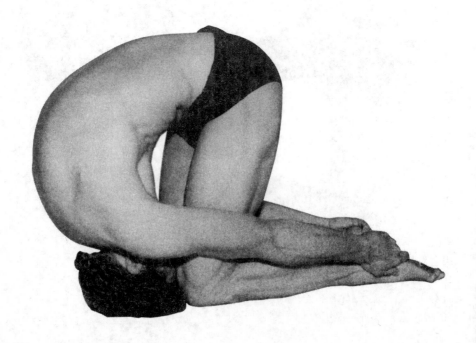

VEINTITRÉS

—Bikram, ¿por qué recibe esta postura el nombre del camello?

—¿Por qué estás tan interesado, de repente, en los nombres de las posturas, Archie? El yoga tiene miles de años. En algún momento del camino, un yogui pensó que la postura era como la giba de un camello, y le dio ese nombre.

—Pero no se parece a un camello en absoluto.

—¿Y qué? Yo no soy responsable de un yogui con mala vista. Venga, se supone que ahora tendríais que estar relajándoos en la postura del cadáver después de vuestro gran esfuerzo, y no llevando a cabo investigaciones. Los brazos a los lados, las palmas de las manos hacia arriba, una relajación completa y dejad que el suelo os sostenga. Mantened la mente puesta en vuestro cuerpo, sentid cómo y hacia dónde fluye la sangre. Sentid cada una de vuestras vértebras separadas y alejadas las unas de las otras y lo bien que se sienten ahora, al verse libres de la barra de acero en la que estaban encajadas. Sentid cada músculo de la pelvis, el abdomen, el pecho y el cuello y lo vivo que está cada uno de ellos después de haber sido estirado.

»No sois un gran bloque misterioso que se desplazará únicamente una pequeña distancia hacia unas direcciones y en unos patrones predeterminados, ni vais a envejecer y a sufrir desgaste rápidamente. El cuerpo es capaz de conservar la juventud y la vitalidad durante toda vuestra vida, indefinidamente, y de actuar como un conjunto de piezas que mezclar y combinar para construir cosas (tipo Lego). Las partes pueden separarse, desplazarse en varias direcciones al mismo tiempo, colocarse en las posiciones más sorprendentes. Los huesos pueden modificar su estructura y su dirección a cualquier edad: desplazarse hacia arriba, hacia abajo, hacia dentro o hacia fuera. Los ligamentos, los tendones y los músculos pueden estirarse como el Hombre de Goma de los cómics.

»El cuerpo es un aparato sorprendente. No existen límites para lo que puede hacer (ni tampoco para lo que puede hacer la mente). La gente pasa esto por alto constantemente, hace que el cuerpo sea una cosa mala, una cosa que ignorar, ocultar, de la que avergonzarse, abusar y *hacer un mal uso*. Éste es el mayor crimen que podemos llevar a cabo contra nuestro dios: tratar de forma estúpida esta cosa maravillosa que nos ha sido concedida.

»Mucha gente piensa que pasar por alto y ocultar su cuerpo le ayudará a desarrollar mejor su mente y su espíritu. Es gente estúpida. El cerebro no puede seguir trabajando sin oxígeno y una buena nutrición. Y uno no se puede concentrar en lo mental o lo espiritual cuando el cuerpo está lleno de dolores, molestias y enfermedades.

»Mis alumnos han hallado algo hermoso en el yoga, y será algo hermoso debido a ello. Otras personas os preguntarán qué hacéis para brillar tanto, y podéis compartir lo que habéis hallado para que así ellos también puedan encontrar una nueva vida.

»Esto es lo que hace un yogui: comparte sus conocimientos con los demás. Algunos de vosotros ya sois yoguis. Otros os convertiréis en yoguis. Pero me entristece saber que dentro de un año sólo un veinticinco por ciento de vosotros estará aplicando lo que ha aprendido aquí. Cinco años más tarde sólo un diez por ciento. Pero ese duradero diez por ciento hará muchas cosas buenas por cualquiera que lo conozca, siendo siempre un ejemplo, con un cuerpo sano y resplandeciente y una mente tranquila y brillante.

»Ser un yogui no es un camino sencillo. Vuestro karma, vuestro trabajo en esta vida, consiste en ayudar a los demás, aunque sólo sea con vuestro ejemplo. Y a veces os cansaréis. A veces un yogui quiere morirse: desenrollar su esterilla y dormir sobre ella; pero eso no está permitido. Un yogui no puede morir: no *merece* morir hasta que haya hecho todo su bien y haya ayudado a todas aquellas personas que Dios tenía intención que fueran ayudadas. Sólo entonces podrá, el yogui agradecido, estirarse sobre su esterilla y cerrar, por fin, los ojos.

»De acuerdo pues. Haced una abdominal mejor que nunca, girad todo el cuerpo ciento ochenta grados y empecemos, por favor…

Sasangasana

IDEAL

1 Arrodíllate sobre la toalla al estilo japonés, con las rodillas y los pies pegados y las nalgas reposando sobre los talones. Echa los brazos hacia atrás y agárrate los talones de modo que los pulgares queden en el exterior y que acunes los talones en las palmas de las manos. Sujeta bien con los dedos de las manos.

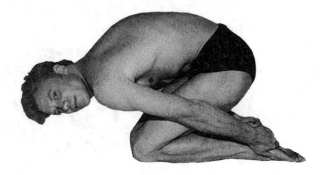

Postura del conejo

REALIDAD

1 Es totalmente esencial, por razones que explicaremos, que tu agarre sea firme en esta postura. Para ayudarte a sujetar los talones con fuerza (pueden ser endiabladamente resbaladizos), dobla los bordes de la toalla sobre los talones y agarra los talones y la toalla juntos.

IDEAL

2 Baja la barbilla hacia el pecho y, poniendo énfasis en la espiración, curva el torso lenta y firmemente hacia delante hasta que la frente toque las rodillas y la cabeza toque el suelo. Si hay un hueco entre la frente y las rodillas, echa las rodillas hacia delante hasta que toquen la frente en lugar de intentar alcanzar las rodillas con la frente.

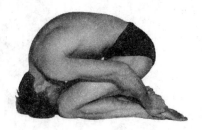

Postura del conejo

REALIDAD

2 Esto supone un problema para la mayoría, pero si doblas el cuerpo hacia delante mientras te coges de los talones, en lugar de sentarte con la columna vertebral recta, te encontrarás con que ya te hallas a medio camino. Sólo tienes que recoger la barbilla hacia el pecho y doblar el cuerpo hacia dentro con pasión, como si quisieras alcanzar con la coronilla el interior de una concha de nautilo.

3 Al mismo tiempo que doblas el cuerpo, eleva las caderas, haciendo rodar el cuerpo hacia delante, como si fuera una rueda, y tira de los talones con todas tus fuerzas hasta que los brazos estén completamente rectos y los muslos estén perpendiculares al suelo. Los pies deben permanecer en contacto con el suelo. Tu peso se verá soportado por la tensión generada entre los brazos y los talones, y no por la cabeza. Soporta sólo el 25 por 100 del peso con la cabeza.

Puede que el cuello te haga un poco de daño y que la garganta se sienta como si la estrangularan. La cabeza debería soportar muy poco peso. Respira con normalidad, mantén los ojos abiertos, permanece como una estatua hasta haber contado hasta veinte y espira.

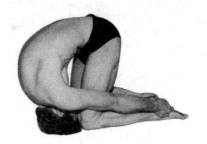

3 Una vez que empieces a elevar las caderas y a tirar fuerte con los brazos, *no permitas que las manos resbalen de los talones*. Si sientes que se deslizan, haz descender las caderas *de inmediato* y reduce la fuerza.

El secreto de toda la postura se encuentra en los brazos. Debes tirar con toda tu fuerza de ambos talones para llevar a cabo la postura de forma completa y para mantener tu peso donde le corresponde; pero si perdieras la sujeción, podrías acabar dando una voltereta inesperada y acabar con el cuello dolorido. Así pues, aguanta.

Si te encuentras con que debes echar las rodillas hacia delante para que la frente las toque, esto mostrará que la espalda no es lo suficientemente flexible como para estirarse por completo. Si todavía no puedes salvar el espacio entre la frente y las rodillas, dale tiempo, paciencia e insistencia, amigo mío. Si te sientes mareado el primer día en esta postura con la cabeza hacia abajo, puedes aguantar sólo durante diez segundos e ir incrementando el tiempo hasta llegar a los veinte segundos.

Sasangasana

IDEAL

4 Sosteniendo todavía los talones, endereza muy lentamente el cuerpo para volver a la posición que tenías cuando estabas arrodillado de forma inversa a como adoptaste la postura del conejo. Date la vuelta, túmbate boca arriba y relájate durante veinte segundos en la postura del cadáver.

5 Lleva a cabo una abdominal, gira todo el cuerpo ciento ochenta grados y repite la postura durante veinte segundos. Luego vuelve a darte la vuelta y relájate de nuevo sobre la espalda durante veinte segundos.

Beneficios

La postura del conejo provoca el efecto opuesto a la del camello, aportando una elongación longitudinal máxima de la columna vertebral. Como resultado de ello, estira la columna vertebral para permitir que el sistema nervioso reciba una nutrición adecuada. También mantiene la movilidad y la elasticidad de la columna vertebral y de los músculos de la espalda. La postura del conejo mejora la digestión y ayuda a curar los resfriados, los problemas de los senos paranasales y la amigdalitis crónica; y tiene un efecto maravilloso sobre las glándulas tiroides y paratiroides. Esta postura mejora la flexibilidad de las escápulas y los músculos trapecios y ayuda a los niños a alcanzar todo su potencial de crecimiento.

Postura del conejo

REALIDAD

4 La postura del conejo no es ni agotadora ni dolorosa y no requiere de una gran fortaleza o agilidad corporales. Por lo tanto, no dispones de muchas excusas para evitar doblar el cuerpo hasta abajo y llevar a cabo esta postura correctamente. El objetivo de la postura consiste en estirar la columna vertebral lentamente, como si las vértebras fueran unas cuentas enhebradas en un hilo elástico, nutriendo todo lo que se encuentra en este hilo y alineándolo, para luego liberar la tensión lentamente y permitir que vuelva a unirse. Cuando se encuentra totalmente estirada en la postura del conejo, no es infrecuente que la columna vertebral tenga una longitud de unos treinta y cinco centímetros superior a la normal.

¿Recuerdas cómo comprimía la columna vertebral la postura del camello? Pues bien, esta otra postura tiene el efecto opuesto, y la combinación es pura magia para las personas con problemas de espalda. Una postura del camello y otra del conejo a diario suelen mantener alejado al quiropráctico.

5 Llegado a este punto deberías sentirte de maravilla, y por una muy buena razón. La postura del conejo no es de las últimas de mi clase para principiantes por azar. Hasta ahora has estado calentando de modo que pudieras proporcionar a la postura del conejo todo el estiramiento del que fueras capaz.

Por la misma razón es importante no llevar a cabo la postura a no ser que tu cuerpo *esté* caliente y hayas *calentado*. Si tienes una irritación o has sufrido una lesión reciente en la espalda, no intentes esforzarte para llegar cerca de tu límite. Concéntrate en incrementar el estiramiento lenta y gradualmente, no soportes demasiado peso con la cabeza, no pierdas el agarre sobre los talones y el conejo pronto se convertirá en tu mascota favorita.

JANUSHIRASANA
CON PASCHIMOTTHANASANA
Postura de cabeza a rodilla
con postura de estiramiento

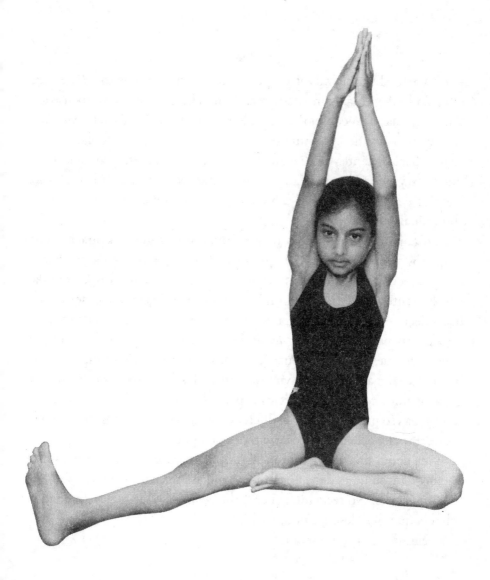

VEINTICUATRO

—Ahora es el momento en el que todos aquellos que os habéis estado esforzando de verdad con vuestros abdominales os veréis recompensados. Y os voy a dar otro consejo antes de empezar: ¿Os acordáis del *Pada-Hastasana,* esa parte de la postura de la media luna en la que doblábamos el cuerpo hacia delante? Os dije que bambolearais las caderas para relajar los músculos y los tendones, de modo que pudierais estirar mejor hacia abajo. A partir de ahora llevaréis a cabo el bamboleo también durante vuestras abdominales.

»Lo haréis en esa fracción de segundo entre la gran inspiración con la que os sentáis erguidos y la gran espiración que os ayuda a echar el cuerpo hacia delante, cogeros los dedos de los pies y tocaros las rodillas con la frente. Justo en ese segundo, con el torso ligeramente flexionado hacia delante, bambolead el trasero como locos y haced que toda la carne de vuestras nalgas quede *por detrás* de vosotros, y no por delante ni por debajo de vuestro cuerpo. Sucederán dos cosas: en primer lugar que el bamboleo aflojará y relajará vuestros músculos, y en segundo lugar, que ganaréis unos centímetros preciosos para el estiramiento hacia delante, y en el yoga eso puede suponer la diferencia entre realizar la postura con una corrección del ochenta por ciento o del cien por cien.

—Es como una actriz contoneando su trasero mientras camina –dice Archie–. Las mujeres deben bambolear mucho sus nalgas por detrás.

—¿Mujeres? No recuerdo haber dicho *mujeres.* ¿Qué es ese almohadón sobre el que *estás* descansando, Archie?

—Músculo. Puro músculo.

—Bueno, pues bambaléalo hacia atrás, sea lo que sea. ¿Lo ha comprendido todo el mundo? Utilizaréis ese principio en las tres partes de esta postura. Y cuando diga «Bamboleaos», quiero sentir como este suelo vibra como la gelatina por debajo de vuestros traseros.

»De acuerdo. Haced una buena abdominal a partir de la postura del cadáver, tal y como os he explicado, y giraos sobre vuestra toalla para mirar hacia el espejo. Ruth, muestra a la clase cómo un perfecto principiante puede realizar la primera parte de la postura, y Dallas llevará a cabo un gran estiramiento de nivel avanzado, desde la cabeza hasta los dedos de los pies, en la postura de *Paschimotthanasana*. Empecemos, por favor…

Janushirasana con *Paschimotthanasana*

IDEAL

1 Siéntate en el suelo y estira la pierna derecha hacia la derecha formando un ángulo de cuarenta y cinco grados con respecto al cuerpo. Flexiona la rodilla izquierda, levantando el pie de modo que el talón encaje cómodamente en la ingle y que la parte anterior de la planta del pie o antepié (justo por detrás de los dedos) quede pegada y fijada a la cara interna del muslo izquierdo. La pierna derecha permanecerá perfectamente recta con la rodilla extendida y fija y el pie flexionado hacia atrás, hacia ti. Ahora bambolea las caderas y «ponlo todo por detrás de ti».

Eleva los brazos por encima de la cabeza, a cada lado de ésta.

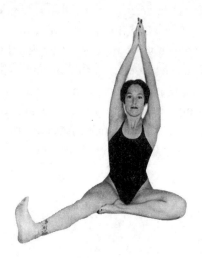

Postura de cabeza a rodilla con postura de estiramiento

REALIDAD

1 Las piernas de algunas personas no parecen flexionarse así al principio. Simplemente hazlo lo mejor que puedas. Pronto descubrirás el verdadero significado de la palabra «inflexibilidad».

2 Con los brazos y la cabeza juntos, estírate hacia la pierna derecha, que está extendida, bamboleando las caderas más mientras lo haces. Sujétate el pie derecho con ambas manos, con los dedos de las manos bien entrelazados por debajo los dedos de los pies y los pulgares cruzados por encima de los dedos de los pies.

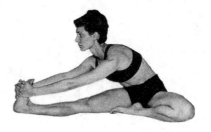

2 lo primero que te sorprenderá más es que tus brazos son excesivamente cortos o que tus piernas son demasiado largas. Sea cual sea el caso, con o sin bamboleo, no podrás alcanzarte los dedos del pie. Probablemente pienses que estoy loco por pensar que *podrías* alcanzarte los dedos del pie sin flexionar la pierna. El hecho de que Ruth parezca ser capaz de hacerlo no supone la más mínima diferencia para ti.

Por lo tanto, al igual que haría cualquier persona con dos dedos de frente (de hecho, tenéis todo mi permiso), flexionarás la rodilla de la pierna derecha extendida hacia arriba hasta que *puedas* agarrarte los dedos del pie.

Janushirasana con *Paschimotthanasana*

IDEAL

3 Ahora estira los dedos del pie hacia atrás, hacia ti, tanto como puedas (éste es un ejercicio consistente en estirar) y flexiona lentamente los codos directamente hacia abajo, hacia el suelo. Recoge la barbilla hacia el pecho y, sin flexionar la rodilla derecha, desciende lentamente y tócate con la frente la rodilla. Si la rodilla está flexionada, intenta presionarla hacia abajo con la frente.

Deja caer o gira el codo para acercarlo más al suelo haciendo girar el cuerpo ligeramente hacia la izquierda de la pierna extendida. Tira *más fuerte* hacia atrás de los dedos del pie: tu objetivo consiste en elevar el talón del suelo. Con los ojos abiertos, espira y permanece diez segundos en esa postura.

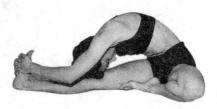

Postura de cabeza a rodilla con postura de estiramiento

REALIDAD

3 ¿Recuerdas mi discusión durante la postura de cabeza a rodilla de pie? Pues bien, al igual que en esa postura, dar una patada hacia delante a través del talón mientras tiras de los dedos de los pies hacia atrás, hacia ti, provocando que la pierna se arquee hacia abajo, es exactamente lo mismo que vas a hacer aquí. Si la pierna estuviera sobre el suelo en la postura de cabeza a rodilla de pie (en lugar de extendida en el aire), tirarte de los dedos de los pies hacia atrás, hacia ti, provocando que la pierna se arqueara hacia abajo, haría que el talón se elevara del suelo.

Lo bueno sobre esta versión, sentado, de la postura de cabeza a rodilla de pie, es que no tienes que mantener el equilibrio sobre una pierna. (Ahí está. Sabía que daría con alguna forma de hacerte sonreír).

De cualquier forma, para que te demuestres a ti mismo que el talón puede elevarse del suelo y que finalmente así sucederá (incluso aunque la pierna esté flexionada hasta la altura de la nariz para así permitirte sujetar los dedos de los pies), sujétate los dedos del pie y tira de ellos hacia

atrás con todas tus fuerzas hasta que el talón se eleve del suelo. Sin duda alguna, tu nervio ciático se quejará ostensiblemente, pero obtendrás la sensación de la postura definitiva. Como bonificación, te darás cuenta de que la pierna se te endereza más de lo que creías que pudiera.

No olvides, además, utilizar la frente para empujar la rodilla hacia abajo poco a poco, asegúrate de flexionar los codos hacia el suelo y ten fe. Pronto estarás llevando a cabo la postura con la pierna recta.

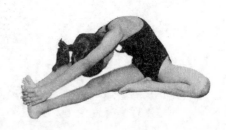

4 Asciende lentamente e invierte la postura para realizarla con el lado izquierdo. Extiende la pierna izquierda, flexiona la rodilla derecha, colocando el talón junto a la ingle y el pie pegado a la cara interna del muslo. Eleva los brazos a cada lado, por encima de la cabeza y flexiona el torso hacia delante a partir de la cadera, sujetando los dedos del pie izquierdo con ambas manos.

Tócate con la frente la rodilla y flexiona los codos hacia el suelo durante diez segundos, con los ojos abiertos, y espira.

4 la diferencia entre ambos lados de tu cuerpo se hará muy evidente aquí. Será mucho más difícil o fácil con el lado izquierdo.

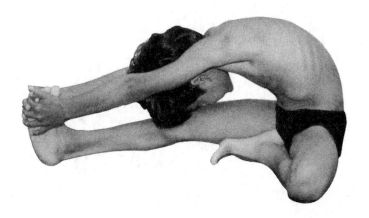

Janushirasana con *Paschimotthanasana*

IDEAL

5 Asciende lentamente. Extiende ambas piernas rectas por delante de ti. Ahora vas a llevar a cabo la *Paschimotthanasana* o postura de
estiramiento.

Con un movimiento fluido, utilizando el impulso para que te ayude a estirarte, échate hacia
atrás, elevando ambos brazos por encima de la
cabeza y lleva a cabo una abdominal con una
gran inspiración. Bambolea las caderas vigorosamente mientras empiezas a espirar y estira
hacia abajo, en dirección hacia la pierna recta.
Sujétate los dedos de los pies con el pulgar y el
índice de cada mano.

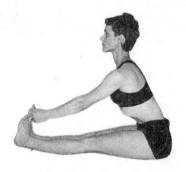

Postura de cabeza a rodilla con postura de estiramiento

REALIDAD

5 ¿Ves ahora lo importantes que son las abdominales? Una abdominal bien hecha supone
haber ganado la mitad de la batalla, cosa que debería quitar hierro a esta postura.

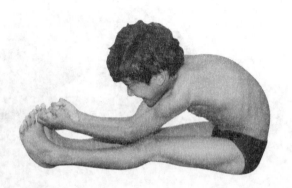

6 Echa los dedos de los pies hacia ti tanto como puedas. Bambolea las caderas hacia la derecha y la izquierda varias veces. Con el énfasis puesto ahora en la espiración, y sin flexionar las rodillas, haz toca con los codos el suelo y haz que el vientre, el pecho y la cara toquen las piernas. Vuelve a bambolearte. Tu objetivo consiste en separar los talones del suelo y tocar con la frente los dedos de los pies.

Permanece en la postura veinte segundos y espira.

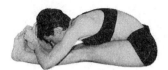 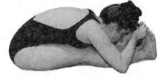

6 Por supuesto, te darás cuenta de que esto es un poco más difícil que una abdominal normal. En una abdominal desciendes para lograr el contacto y lo mantienes durante algunos segundos, pero en la postura de estiramiento debes permanecer ahí durante veinte segundos.

Como principiante, probablemente te resultará imposible hacer tocar con los codos el suelo y extender el cuerpo por encima de las piernas rectas, y ya no hablemos de tocarte los dedos de los pies con la frente. Seamos realistas: flexionar las piernas resultará de ayuda para algunos. Entonces tira fuerte de los dedos de los pies mientras los relajas hacia atrás, hacia ti, y empujas hacia el espejo a través de los talones. Coloca la frente sobre las rodillas flexionadas e intenta enderezarlas hacia abajo. Haz que se sienta un estiramiento por detrás de las rodillas. *Debes* estirar esos nervios ciáticos.

Además, todo lo que he dicho acerca de dominar lá postura de cabeza a rodilla también se aplica a esta postura. Tu progreso en una de ellas debería ser análogo a tu progreso en la otra.

Janushirasana con *Paschimotthanasana*
IDEAL

7 Vuelve a ascender lentamente, date la vuelta, túmbate boca arriba y descansa en la postura del cadáver durante veinte segundos.

8 Lleva a cabo una abdominal perfecta, gira todo el cuerpo ciento ochenta grados y realiza una nueva serie de la postura de cabeza a rodilla con cada lado durante diez segundos en ambos casos y luego la postura de estiramiento durante veinte segundos. Enderézate lentamente, date la vuelta, túmbate boca arriba y vuelve a descansar en la postura del cadáver durante veinte segundos.

Postura de cabeza a rodilla con postura de estiramiento
REALIDAD

7 Esto da a tus quejicosos nervios ciáticos tiempo para tranquilizarse antes de que vuelvas a someterlos a tortura.

8 Hay muchas formas de atacar ambas partes de esta postura y muchos trucos que utilizar para calentar y acelerar la flexibilidad. Juega con ellos. No tengas miedo, ya que no te harás daño. En cualquier momento libre, calienta y entonces empieza a doblar el cuerpo hacia delante, hacia los dedos de los pies. Intenta elevar los talones del suelo y prueba a alcanzar las rodillas con la frente. Y recuerda bambolear las caderas y echar tu peso hacia delante. Ve a por todas y harás unos progresos sorprendentes.

Beneficios
La postura de cabeza a rodilla ayuda a equilibrar los niveles de azúcar en sangre. Mejora la flexibilidad de los nervios ciáticos y de las articulaciones de los tobillos, de las rodillas y de las caderas; mejora la digestión; potencia el correcto funcionamiento de los riñones y expande el plexo solar.
La postura de estiramiento alivia la diarrea crónica mejorando la circulación en los intestinos. También incrementa la circulación hacia el hígado y el bazo, y mejora la digestión. Incrementa la flexibilidad de los músculos trapecio, deltoides, recto femoral y bíceps, de los nervios ciáticos, los tendones, las articulaciones de las caderas y las últimas cinco vértebras de la columna vertebral.

Apuntes de clase de Charlie

La primera parte de esta postura, la de cabeza a rodilla, es otro «programa especial de televisión». Siéntate en el suelo y simplemente practica el balanceo, una y otra vez, hacia los dedos de los pies, manteniendo recta la pierna extendida. De repente, en medio de una repetición de *Casablanca*, habrás conseguido asirte los dedos de los pies; y sabrás qué sensación produce la postura definitiva.

Ésa es la cosa más importante que puede sucederte, Terry Dos: captar la sensación de la postura definitiva y el conocimiento interior de que *puedes hacerlo*. Una vez que consigas eso, tu sobrecogimiento con respecto a la postura desaparecerá y entonces podrás avanzar de forma sistemática y lógica.

En cuanto a la postura de estiramiento, se te ha dicho una y otra vez que los avances proceden de la relajación. Ésa es la forma en que me sucedió a mí la primera vez que llevé a cabo de verdad la postura de estiramiento. Había «pasado» por la clase, sintiéndome perezoso y no percibiendo que lo estuviera intentando con empeño. Cuando llegamos a la última parte de esta postura, simplemente me dejé caer hacia delante, con mi mente haciendo hincapié en el feliz hecho de que la clase prácticamente había acabado. Entonces me di cuenta de que los codos estaban reposando sobre el suelo sin esfuerzo, y el cuerpo estaba estirado, completamente plano, sobre las piernas, que estaban perfectamente rectas.

Lamentablemente, Bikram se dio cuenta de ello en el mismo momento. Acudió corriendo y saltó sobre mi espalda, estirando los músculos y los tendones todavía más con su peso.

–¿Qué tal te hace sentir eso? ¿Mejor? –preguntó encantado.

–¡Aaarrrggghhhdemaravillauuuaaahhh!

–¡Tira más! ¡Haz que la frente te toque los dedos de los pies!

Lamento decir que a pesar de su «tierna» ayuda, no pude tocarme la cabeza con los dedos de los pies ese día, y todavía no lo he conseguido, pero lo lograré.

–En ningún lugar del mundo –dice Bikram–, encontrarás a alguien que pueda hacer esta cosa imposible. Sólo *mis alumnos*, porque mis alumnos son los *mejores*.

Ninguno de nosotros va a discutir con él sobre ese tema.

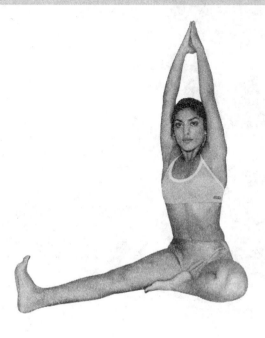

ARDHA-MATSYENDRASANA
Postura de torsión
de la columna vertebral

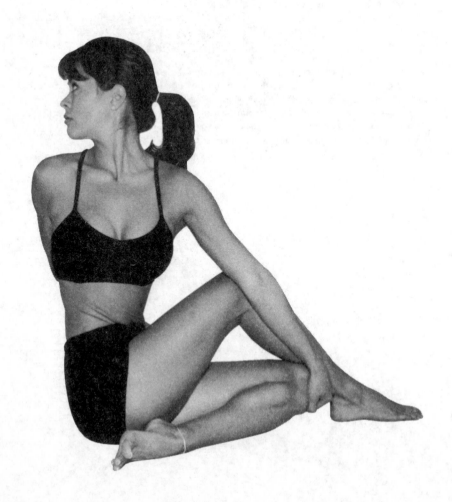

VEINTICINCO

—Oye Archie, ¿cómo es que no me has preguntado por qué la postura del conejo recibe este nombre?

—¡Ah! –dice Archie–, eso puedo imaginármelo. Los pies son como las orejas y el cuerpo es…

—Incorrecto. Se llama el conejo en honor a los cobardes como tú, que no tiran fuerte de los talones ni colocan los brazos completamente rectos.

—Estoy muy orgulloso de haber preguntado –dice Archie.

—Por la misma regla de tres, esta última combinación (la postura de cabeza a rodilla y la de estiramiento) debería llamarse del pollo y el gato miedoso. Dios mío, nunca había oído tantos chasquidos de lengua y alaridos en toda mi vida. Ninguno de vosotros está estirando el nervio ciático ni la mitad de lo que podríais; pero todos estáis actuando muy bien, gimiendo y bufando y poniendo caras de dolor, pensando que me engañáis. No *me* estáis engañando, sino que sólo os estáis engañando a *vosotros* mismos cuando no realizáis una postura con el cien por cien de honestidad.

»El único que lo estaba intentando de verdad es Terry Dos. Y sólo por eso, Terry Dos, tengo buenas noticias para ti. Ésta es nuestra última postura, y después de ella sólo un pequeño ejercicio de respiración. Oh, fíjate en esa alegre sonrisa. Espero que sonrías igual de feliz cuando intentes levantarte de la cama por la mañana. Pero independientemente de cómo te sientas *debes* venir a clase mañana, igual que va a hacer Lavinia, además de traerme algunas de las galletas de las Muchachas Exploradoras. ¿De acuerdo, Lavinia?

—De acuerdo.

—¿Qué? Mis oídos deben estar jugándome una mala pasada ¿Lo dices en serio? ¿Quieres decir que no me he quedado ronco para nada?

—No puedo dejarte morir de hambre –dice Lavinia.

—Dios mío. Tengo que darte algo simplemente por eso. ¿Qué puedo regalarte? ¿Almohadones? ¿Algún dulce? Los dulces no te convienen. Creo que te daré una caja de dulces.

—Fantástico –dice Florette–. Puede hacer que los bañen en bronce y colocarlos en su manto.

—Puede que haga eso –responde Lavinia.

—De acuerdo. Sentaos erguidos, con una gran inspiración, bambolead las caderas, espirad y doblad el cuerpo hacia delante para alcanzaros los dedos de los pies. Girad todo el cuerpo ciento ochenta grados y empecemos, por favor…

IDEAL

1 Siéntate sobre el suelo con ambas piernas por delante del cuerpo. Sin permitir que ninguna de las nalgas se eleve del suelo, flexiona la pierna izquierda de modo que la rodilla esté pegada al suelo y el talón izquierdo te toque la parte externa de la nalga derecha.

Ahora flexiona la rodilla derecha, colocando el pie derecho justo a la izquierda de la rodilla izquierda. El talón derecho debería tocarte la rodilla izquierda. Espira.

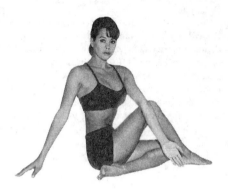

Postura de torsión de la columna vertebral
REALIDAD

1 ¿Recuerdas esos payasos llenos de aire y con un peso en la parte inferior (tentetiesos)? Los golpeabas de modo que caían, pero volvían a erguirse. Pues bien, en esta postura, la mayoría de las personas se sienten como un tentetieso con el peso en la parte superior. Si las colocas rectas se caen hacia atrás.

En primer lugar, puede que tengas dificultades peleándote con los curiosos apéndices que crees que son piernas para que adopten la posición descrita como ideal. Una vez adopten la posición, la rodilla que se encuentra sobre el suelo se eleva lenta y constantemente, el pie que se encuentra por delante de esa rodilla sigue el camino y, ¡ahí lo tenemos!: el sorprendente juguete que cae hacia atrás.

La clave consiste en que las caderas *deben* mantenerse fijas sobre el suelo para llevar a cabo esta postura correctamente. Es la única forma de mantener tu peso echado hacia delante; pero, con toda probabilidad, habrás permitido que el pie que se encuentra, doblado, al lado de la nalga derecha, se deslice por *debajo* de esa nalga, haciendo así que te inclines ligeramente hacia delante. Por lo tanto, desde un principio, coloca ese pie más hacia el lado de lo que crees que deberías, dejando un hueco de unos siete u ocho centímetros entre el talón y la parte lateral de la nalga derecha. Entonces aprieta la nalga contra el suelo hasta que toque el talón, en lugar de acercar el talón para que toque la nalga.

Si sigues teniendo problemas, entonces simplemente mécete hacia delante y hacia el lado, forzando repetidamente a la nalga derecha a que se aproxime al talón izquierdo con cada balanceo, hasta que estires los músculos necesarios y puedas realizar el contacto con comodidad.

La segunda parte esencial del mantenimiento de la distribución adecuada del peso consiste en mantener la rodilla sobre el suelo. No debe elevarse. Si tienes ambas nalgas planas sobre el suelo, será mucho más fácil mantener la rodilla hacia abajo.

Ardha-Matsyendrasana

IDEAL

2 Lleva el brazo izquierdo hacia la derecha y por encima de la rodilla derecha. Presiona, con el codo de este brazo hacia atrás, contra la rodilla derecha, y desliza la mano entre la rodilla izquierda y el tobillo derecho, agarrando firmemente la rótula con la palma de la mano.

Ahora coloca el brazo derecho por detrás de la espalda y hazlo avanzar todo el camino alrededor y por detrás del cuerpo hasta que puedas tocarte o cogerte el muslo izquierdo.

Vuelve la cabeza hacia la derecha y gira la cara, los hombros y todo el torso tan hacia la derecha como puedas. Ambas nalgas y la rodilla izquierda seguirán bien pegadas al suelo y la columna vertebral estará completamente recta.

Espira y aguanta veinte segundos.

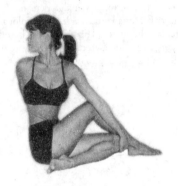

Postura de torsión de la columna vertebral

REALIDAD

2 Si no puedes colocar la mano izquierda entre la rodilla izquierda y el talón derecho y seguir permaneciendo erguido, agárrate la pierna izquierda en cualquier punto que seas capaz (la parte inferior de la rodilla, la espinilla), e incluso ase la toalla sobre la que estás sentado en caso necesario.

También puedes usar la mano derecha para impulsarte hacia arriba, elevándola para que avance hacia el muslo izquierdo sólo cuando dispongas de suficiente equilibrio.

En este momento te sentirás más como un juguete que cae hacia atrás, pero si has llevado a cabo tu trabajo preliminar adecuadamente podrás combatir esa tendencia; y en un período de tiempo sorprendentemente breve, tus músculos se fortalecerán y el equilibrio no supondrá un problema. Entonces podrás dedicarte a girar el cuerpo con entusiasmo.

La respiración normal ayuda a la torsión. Con cada espiración, haz girar el cuerpo simplemente un poquito más. Espira ruidosamente, ya que eso también ayuda. Para oponerte al giro, utiliza el brazo izquierdo recto para empujar la rodilla cada vez más hacia atrás mientras giras cada vez más hacia la derecha. Y si puedes avanzar todo el camino alrededor del cuerpo para agarrarte el muslo opuesto, sujétalo bien y utilízalo para impulsar tu torsión.

3 Deshaz el giro, invierte la posición de las piernas y los brazos y lleva a cabo la postura veinte segundos con el lado izquierdo. Gira la cara, los hombros y el torso hacia la izquierda tanto como te resulte posible.

4 Deshaz la torsión, gira todo el cuerpo ciento ochenta grados, túmbate boca arriba y realiza la postura del cadáver durante veinte segundos.

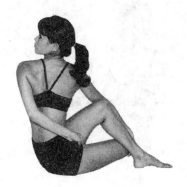

3 Durante un rato estarás retorciendo el torso desde la cintura hacia arriba, pero una vez que tu columna vertebral sea flexible y esté lo suficientemente recta como para girar la cabeza y el torso hasta llegar a la espalda, entonces asegúrate de girar también el abdomen. Para llevarlo a cabo, estira la parte superior del cuerpo hacia el techo y eleva el abdomen hacia arriba y hacia fuera con respecto a la pelvis.

Recuerda que cada fracción de centímetro cuenta en el yoga y que a veces supone la diferencia entre la perfección y una mera corrección del 80 por 100.

4 No llevaremos a cabo esta postura una segunda vez. Tendrás que esperar hasta mañana.

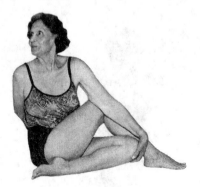 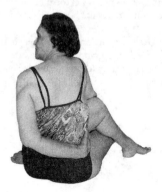

Beneficios

La postura de torsión de la columna vertebral es el único ejercicio que hace girar la columna vertebral desde arriba hasta abajo al mismo tiempo. Como resultado de ello incrementa la circulación y la nutrición hacia los nervios, las venas y los tejidos espinales, y mejora la elasticidad de la columna vertebral y la elasticidad y la flexibilidad de las articulaciones de las caderas. Ayuda a curar el lumbago y el reumatismo de la columna vertebral, mejora la digestión, elimina las flatulencias de los intestinos y reafirma el abdomen, los muslos y las nalgas.

Apuntes de clase de Reggie

¡Cómo pone a punto esta postura la parte inferior de la espalda! Como antiguo sufridor de dolor crónico de espalda, estoy aquí para asegurarte que esta postura es tan buena como se dice; aunque acabarás dándote cuenta de que ninguna única postura o grupo de posturas lleva a cabo el trabajo exhaustivamente. Es la *serie completa* de ejercicios que hemos realizado la que hace que todo quede correctamente alineado. Incluso media serie (cada postura llevada a cabo una sola vez) realizada cada día religiosamente mantendrá la columna vertebral, el cuello y los hombros libres de dolor y problemas por siempre. Tal y como dice Bikram, es, en definitiva, la estructura científica de cada postura la que da lugar a un equilibrio corporal y un equilibrio perfectos.

Todavía no he hablado con nadie que se haya aplicado honestamente a llevar a cabo este régimen y que no diga exactamente lo mismo. Los comentarios oscilan entre «¡Es un milagro!» y «Nunca me he sentido ni he tenido un aspecto mejor en toda mi vida».

Pero si has llegado tan lejos y sigues con nosotros, indudablemente te sentirás de la misma forma y tendrás tu propia historia de éxito que explicar. Eres uno de esos afortunados en los que la flecha dio en el blanco, Terry Dos. Felicidades.

KAPALBATHI EN VAJRASANA
Postura soplar en postura firme

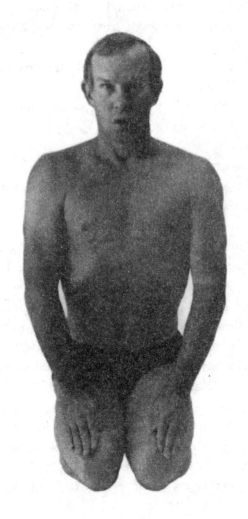

Tom Smothers

VEINTISÉIS

—Esa torsión de la columna vertebral es mi ejercicio favorito. La clase parece un gran cuenco de cereales de arroz hinchado, haciendo «pop, crac, pum».

—Si empieza a verter leche y azúcar por encima de nosotros –dice Florette–, tened cuidado.

—Ya os he echado la leche y el azúcar. ¿Sabéis cómo son los cereales de arroz hinchado sin leche ni azúcar?

—Bastante malos.

—Igual que vosotros cuando vinisteis por primera vez a clase: agarrotados, acartonados y susceptibles de desmoronaros en forma de pedacitos ante la más mínima presión. Ahora se da la metamorfosis desde el grano de arroz seco hasta un bocado dulce y suculento.

»Practicando este yoga estáis modificando todo vuestro cuerpo, desde los órganos internos hasta los huesos y la piel, desde la cabeza hasta los dedos de los pies, interna y externamente. Esto significa que todo el cuerpo está funcionando correctamente (lo que significa que disponéis de fuerza física, flexibilidad y equilibrio), lo que quiere decir que estáis sincronizando los poderes mentales y físicos a la perfección. Cuando todo esto haya sucedido, entonces, de forma muy sencilla y cómoda, tendréis éxito en cualquier cosa que os propongáis y, por primera vez en esta vida, conoceréis la felicidad.

»Por lo tanto, mariposas mías, sentaos erguidos mientras inspiráis, tocaos los dedos de los pies y daos la vuelta. No tengas un aspecto tan preocupado, Terry Dos. Empezamos con un ejercicio de respiración, así que acabaremos con un ejercicio de respiración. Empecemos, por favor...

232

Kapalbathi en *Vajrasana*

IDEAL

1 Arrodíllate al estilo japonés, con la columna vertebral muy recta y las manos reposando sobre las rodillas.

Empieza a espirar vigorosamente a través de los labios, como si apagaras una vela. Concéntrate en la espiración. No te preocupes por la inspiración: se dará de forma automática.

Simultáneamente a cada espiración, mete el vientre con firmeza. Relájalo de inmediato y contráelo con fuerza con la siguiente espiración vigorosa.

Repite esto sesenta veces, lenta y rítmicamente, como un metrónomo, suponiendo cada espiración una vez del total de sesenta. No te aceleres. Descansa durante varios segundos en tu postura sentada y repite otras sesenta veces.

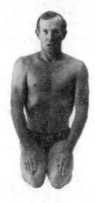 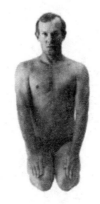

Postura soplar en postura firme

REALIDAD

1 El problema usual con este ejercicio es la coordinación. Una vez más, es como darse golpecitos en la cabeza mientras te frotas el vientre. Echar el vientre hacia dentro mientras espiras parecerá, al principio, contrario a lo que es natural.

Imagina que hay una vela delante de ti, a unos treinta centímetros. Colócate una mano en el abdomen, justo por encima de la cintura y entonces sopla vigorosamente para apagarla. ¿Has sentido cómo la parte central del cuerpo se desplaza hacia dentro? Contraer los músculos del abdomen supone la *única* forma de conseguir que de los pulmones te salga una ráfaga de aire lo suficientemente fuerte como para apagar la vela. Esa espiración, junto con el movimiento de abdomen hacia el interior que lo acompaña, es todo lo que te pido que hagas.

¡Pero, ah, los cómicos giros que te dará el vientre mientras intenta moverse en la dirección adecuada en el momento correcto! Para agilizar las cosas, empieza con el vientre completamente relajado y colgando. Venga. Esto no es un concurso de belleza. Relaja cada músculo. Puede que tengas que em-

pujar el vientre hacia fuera para que quede caído si has dedicado toda tu vida a mantenerlo recogido.

Ahora mira hacia abajo, hacia la parte central de tu cuerpo, para que puedas ver cuándo estás consiguiendo la coordinación adecuada. Apaga la vela y observa cómo se contrae el vientre. No apagues otra vela hasta que el vientre haya vuelto a su estado expandido. Ajusta el ritmo a alrededor de una espiración por segundo, o el tiempo que te lleve mover tu «fuelle» hacia dentro y luego permitir que se relaje.

la única idea restante del ejercicio de soplar consiste en que los músculos del vientre son la *única* parte del cuerpo que se supone que tiene que moverse. Los hombros, los brazos o la parte inferior de la espalda no deben saltar en solidaridad con el vientre.

Le pillarás el truco pronto. Además, estarás forzando la salida de hasta la última partícula de dióxido de carbono de tus pulmones, y dejarás espacio para el oxígeno fresco y mejorando su elasticidad. Tu cuerpo no está acostumbrado a un tratamiento tan bueno.

Kapalbathi en *Vajrasana*
IDEAL

2 Date la vuelta, túmbate boca arriba y reposa en la postura del cadáver tanto tiempo como desees.

Postura soplar en postura firme
REALIDAD

2 En este momento incluso puedes cerrar los ojos. Te has ganado unos dulces sueños. Pero no faltes a clase mañana.

Beneficios
Este último ejercicio de respiración fortalece todos los órganos abdominales e incrementa la circulación. También fortalece la pared abdominal y adelgaza la cintura.

Notas de clase de todos nosotros
Todos los que os iniciéis en el yoga debéis abandonar toda idea preconcebida, y tenéis que avanzar y conquistar. Agárrate del pasamanos de la escalera en caso de que tu ascenso o tu descenso sea un poco agitado, y sujétate de la farola más cercana si tus pies rehúsan permanecer sobre el suelo.

Si las cosas que suceden en tu interior se comunican a los demás, no tengas miedo de compartirlas. Puede que no sólo goces de la alegría de aportar una vida nueva a otras personas, sino que puede que incluso reclutes a algunos compañeros de clase dignos de confianza con los que practicar yoga. Y «digno de confianza» es la expresión clave.

No obstante, y en verdad, debes confiar sólo en ti mismo. Impone tu propia disciplina y disfruta del esplendor que te ha aportado el yoga de Bikram.

Bienvenido a tu nueva vida, Terry Dos.

El mantenimiento de una práctica adecuada del yoga

Después de leer mi libro, estoy seguro de que entenderás que no obtendrás de mí recetas ultracongeladas, en polvo, instantáneas o irresponsables para conseguir un «buen estado de forma física total» en quince minutos por semana o incluso quince minutos por día, ya que no existe nada así. En lugar de eso, lo que obtendrás de mí será un fabuloso programa para lograr un bienestar físico y mental del 100 por 100. *La guía definitiva de Bikram yoga* trata todo tu cuerpo para que tenga una salud plena y una curación completa de las enfermedades crónicas, dándose cuenta de que la debilidad o el mal funcionamiento crónicos de un pequeño órgano, articulación o vértebra puede hacer que el cuerpo más elegante sea un trasto viejo que tenga que ir al desguace.

No puedo exponer, de forma lo suficientemente intensa, que ninguna serie especial o ninguna recomendación concreta para los problemas de espalda o cualquier otro trastorno modifique el hecho de que la única forma de curar o aliviar los síntomas de los males crónicos y de conseguir una buena salud total consiste en llevar a cabo las veintiséis posturas que te he proporcionado exactamente en el orden y de la forma que he descrito, y hacerlo de forma regular.

Con esa advertencia en mente encontrarás, a continuación, pautas sobre una serie especial que puedes intentar llevar a cabo mientras progresas en la práctica del yoga, y algunas advertencias sobre el yoga para niños, para pacientes que guardan cama y para la gente anciana.

La clase completa

Fase o nivel uno. A modo de inicio, lleva a cabo religiosamente la Clase Completa cada día durante dos meses hasta que realices todas las posturas, excepto las más difíciles, como la del arco armado de pie y la de estiramiento, con una corrección del 80 por 100. Si te ves limitado por algún problema médico o sufres una enfermedad crónica, deberías continuar practicando yoga a diario hasta que tu problema se haya resuelto.

Fase o nivel dos. Sólo entonces, cuando tu progreso se mida en fracciones de centímetros que añadan la excelencia a lo que ya es bueno (en lugar de progresar a golpes notorios), como por ejemplo ser capaz de mantener el equilibrio sobre una pierna durante diez segundos, e incluso entonces, deberías continuar con la práctica del yoga a diario.

Fase o nivel tres. Ahora estás llevando a cabo el 90 por 100 de las posturas con el 90 por 100 de corrección. Aun así no deberías sentirte satisfecho de ti mismo por practicar yoga. Llevar a cabo esta clase de hatha yoga a diario es como todo lo que haces en tu vida que es bueno para conservarla. Te cepillas los dientes cada día hasta el día de tu muerte porque sabes que es bueno para tu salud y porque hace que tu boca se sienta mejor. Haces ciertas cosas durante todos los días de tu vida porque son buenas para ti, y no planeas dejar de hacer esas cosas debido al beneficio diario que recibes.

Tu cuerpo te está diciendo, mejor que tu mente, que esta práctica del yoga es buena para ti. Por lo tanto, escucha a tu cuerpo y dale el ejercicio en forma de yoga que ansía cada día. Una vez que estés enganchado lo estarás de verdad, y el yoga es un *buen* hábito.

¿Cuán bueno es este hábito del yoga? Las fotografías de Freda Payne y Emmy Cleaves en la postura del camello y de Irene Tsu en la postura de cabeza a rodilla de pie muestran los resultados de la práctica diaria del yoga de mi *Guía definitiva de Bikram yoga*. Han pasado veintidós años entre las fotos. No preguntes su edad. Tal y como puedes ver, por ellas no pasan los años.

Media clase

Sólo para alumnos de nivel tres. Quizás tengas que viajar mucho o tengas una agenda excepcionalmente ocupada si no puedes practicar regularmente el yoga. La Media Clase te garantiza que no perderás los beneficios acumulativos que has obtenido con la práctica diaria del yoga.

La Media Clase consiste, simplemente, en llevar a cabo cada una de las posturas en el orden establecido sólo una vez. Utilízala sólo cuando vayas realmente apurado de tiempo. Como estarás privando a tu cuerpo de las segundas series, con las que se da el verdadero progreso, una Media Clase, cuando se lleva a cabo *ocasionalmente,* supone, meramente un «mantenimiento».

La serie de refuerzo

Sólo para alumnos de nivel tres. Los músculos y los tendones de los alumnos de nivel uno y dos no tienen todavía la fuerza física ni la flexibilidad suficientes para saltarse los ejercicios o para mezclarlos y combinarlos. Incluso para los alumnos de nivel tres, la serie de refuerzo debe llevarse a cabo sólo como *adición* al yoga practicado de forma regular.

Esta serie se ocupa de problemas como los siguientes: un nivel bajo de energía y fatiga a mediodía, tensión e irritabilidad, dolor de espalda, un cuello agarrotado y dolor de cabeza. También puedes, simplemente, satisfacer la necesidad de unas minivacaciones antes de enfrentarte a todo de nuevo. Asegúrate de seguir las recomendaciones al pie de la letra, ya que es esencial la alternancia entre las posturas de flexión hacia delante y flexión hacia atrás: Lleva a cabo las siguientes:

1. Respiración profunda de pie
2. Posturas de la media luna y la de manos a pies
3. Una postura de flexión hacia delante, como la de cabeza a rodilla de pie o la de estiramiento de pie con las piernas separadas
4. Una postura de flexión hacia atrás, como la de la cobra, la del saltamontes o la del saltamontes completo
5. La postura del triángulo
6. Una segunda postura de flexión hacia delante, como la de la media tortuga o la del conejo
7. Una segunda postura de flexión hacia detrás, como la del arco o la del camello
8. La postura de torsión de la columna vertebral

Advertencia: Nunca lleves a cabo la serie de refuerzo en una habitación fría y no fuerces los músculos tanto como harías en una serie completa.

Serie para niños

Generalmente, la capacidad de atención de un niño no durará durante todas las posturas de la serie completa para principiantes; pero una Media Clase llevada a cabo como un juego con tanta frecuencia como sea posible, dará lugar a un buen hábito que el niño mantendrá de por vida.

Se debería animar especialmente a los niños con problemas glandulares a practicar yoga. Como consejo para los jóvenes, la postura del conejo es sorprendente por su capacidad para potenciar el crecimiento.

Pacientes en cama

Los pacientes que deban guardar cama pero que conserven su movilidad pueden acelerar su recuperación llevando a cabo muchas de las posturas que aparecen en este libro. Por ejemplo, como la digestión suele suponer un gran problema en los pacientes en cama, realizar la postura saca aire por lo menos dos veces al día resulta ideal. La postura del cadáver es ya algo natural, y la del árbol y la del águila pueden practicarse en decúbito supino.

Utiliza tu imaginación. Incluso podrías llevas a cabo una versión de la postura de estiramiento de pie con las piernas separadas incorporándote en la cama. Y si puedes tumbarte boca abajo, prueba las posturas de la cobra, el saltamontes, el saltamontes completo y el arco.

Los pacientes que tengan que guardar cama deberían, no obstante, ser cautos con las posturas de cabeza a rodilla y la de estiramiento (*véanse* las entradas Estreñimiento, Diarrea en la sección «Advertencias médicas»).

Los ancianos y los enfermos

La ancianidad y la enfermedad no existen. No eres viejo, sino que simplemente has sido perezoso durante los últimos doscientos años. Te diré lo mismo incluso aunque me digas que tienes ciento uno años. Ponte tus leotardos y empieza a trabajar. Realiza la clase completa cada día durante dos meses como mínimo. Entonces verás lo tonto que fuiste por pensar que eras viejo.

Advertencias médicas

El yoga no sólo es una buena medicina, sino que también supone una excelente medicina preventiva. Ojeando esta sección de «Advertencias médicas», no sólo aprenderás cómo puede prevenirse un trastorno concreto, sino que (y más importante) empezarás a comprender cuánto estás al cargo de tu propia salud. Desde la experiencia de haber enseñado a más de millón y medio de alumnos, puedo decirte, con toda confianza, que mi sistema de hatha yoga es capaz de ayudarte a evitar, corregir, curar, sanar, o por lo menos aliviar, los síntomas de casi cualquier enfermedad o lesión. Ese mero conocimiento debería hacerte sentir mejor.

También he incluido esta sección de «Advertencias médicas» para, por supuesto, recomendarte cómo puedes ayudarte a ti mismo si padeces cualquiera de los problemas de salud listados aquí y para evitar que te provoques una lesión.

ANEMIA

Las personas anémicas deberían trabajar especialmente duro todos los ejercicios que expandan y estiren los pulmones. Además de toda la serie, concéntrate en la postura de la respiración profunda de pie, la de soplar en firme, todas las de flexión del cuerpo hacia atrás y la de la media tortuga. (*Véase* también Problemas respiratorios).

ARTRITIS, REUMATISMO, GOTA

¿Enfermedades «sin esperanzas» de curación? En realidad son enfermedades producto de la pereza. El yoga puede «curar» la artritis: es decir, puede aliviar sus síntomas. Esto no es un milagro, sino una mera cuestión de sentido común.

Mucha gente cree que la artritis se produce debido a una sobreabundancia de calcio en el organismo, pero en realidad no hay tal sobreabundancia. El problema consiste en que el calcio se deposita en forma de fosfato cálcico en el tejido articular, incluyendo la columna vertebral. Llegado a ese punto, el depósito de fosfato cálcico empieza a acumular capas en la articulación (formaciones en forma de cristales puntiagudos como un cactus) hasta que no queda espacio para que la articulación pivote sin problemas en su fosa. Y estas agujas espinosas irritan los músculos y nervios circundantes, y se inicia la agonía de la artritis.

¿Reumatismo? Está muy relacionado con la artritis, pero se trata de una enfermedad todavía más exclusiva de las personas perezosas. Simplemente tienes que practicar tu yoga y te verás libre de reumatismo.

La gota es también un problema que ataca a las articulaciones y te encontrarás, una y otra vez, que en mi serie de ejercicios me dedico, concretamente, a ejercitar las articulaciones. Si parece que esté reduciendo algunas de las enfermedades más antiguas, dolorosas y desconcertantes debidas a la falta de ejercicio, estás en lo cierto; pero es que frecuentemente suelen deberse a eso.

Lamentablemente, la teoría parece ser que con el avance de la «edad», uno debería «ralentizarse», «tomárselo con calma» y no hacer grandes esfuerzos ni demasiado ejercicio. Y si te ves afectado por algo como la artritis, deberías tomártelo con todavía más calma y no *moverte*, excepto para abrir la boca para tragar la pastilla más novedosa que te ofrecen como cura. Este consejo no supone más que algunos clavos extra para un sarcófago más precoz. El ejercicio (y con ello queremos decir el yoga practicado a diario) es la cura.

PROBLEMAS DE ESPALDA, entre los que se incluyen la tortícolis, el latigazo cervical, los hombros rígidos y los dolores de cabeza

Imagina que tu columna vertebral consiste en una serie de cuentas en forma de bola (las vértebras), una encima de la otra, cada una de ellas separada de la adyacente por un almohadón (un disco de cartílago). Cuando la columna vertebral está brillante y nueva, todas las cuentas en forma de bola son lisas y redondas y se mueven libremente en todas direcciones, y los almohadones son fuertes y gruesos. Ahora imagina tus actividades diarias. En una postura tras otra, probablemente durante el 95 por 100 del tiempo, la columna vertebral estará inclinada hacia delante.

Lo que sucede entonces es que cada vértebra de tu espalda comprime su almohadón hacia el frente. Esto se va dando año tras año hasta que no queda resistencia en la parte delantera de los almohadones, mientras que ambos lados y la parte posterior se han debilitado y se vuelven flojos debido a la falta de uso. Además, la falta de movimiento hace que los cojinetes se oxiden y que, por ejemplo, se desarrollen percebes. El resultado es el dolor de espalda, la tortícolis, el dolor de cabeza y muchos otros problemas.

La curación consiste en hacer ejercicio. Haz que la columna vertebral trabaje de forma que devuelvas la resistencia y la fuerza física a cada almohadón, para que así el óxido y los percebes sean eliminados de las cuentas en forma de bola y que una radiografía las muestre lisas y redondeadas, asentadas cómodamente sobre sus almohadones gordos y renovados.

Empezando con la postura de la media luna, mi serie de ejercicios está diseñada para hacer que tu columna vertebral machacada y ajada trabaje hacia ambos lados, hacia atrás y luego hacia delante. Tu columna vertebral sólo podrá estar sana si te ejercitas en todas las direcciones, y sólo con una columna vertebral sana podrás tener un sistema nervioso sano.

Si tu problema crónico es algo como la ciática, el lumbago, unos músculos de la espalda irritados, un latigazo cervical, unas vértebras desalineadas, problemas en los hombros, dolores de cabeza debidos a la tensión, la artritis, o el reumatismo, una espalda jorobada, lordosis, cifosis, un pinzamiento de un nervio o «algo que no está lo suficientemente bien y que el médico dijo que vigilara», deja de buscar. ¡Actúa! Ponte a trabajar con estos ejercicios. Incluso los que se han sometido a una operación quirúrgica en la columna vertebral deberían ponerse a trabajar, con el beneplácito de su médico y un maestro cualificado que pueda orientarles a través de mi serie de ejercicios.

Las personas con una hernia discal suelen sentir tanto dolor que el yoga parece una tortura extra. No obstante, en numerosos casos de hernia discal, un cierto tipo de yoga determinado puede alegrarte el día. Por lo tanto, soporta el dolor, pero sé consciente de que los que tienen una hernia discal también deberían trabajar bajo la supervisión de un instructor cualificado que utilice mi serie exacta de ejercicios y las normas de seguridad expuestas en este libro.

Como puedes ver, lo mejor es adoptar un régimen de yoga *antes* de que se desarrolle cualquiera de estos problemas, ya que si lo haces así probablemente *no* se desarrollarán.

PROBLEMAS RESPIRATORIOS, entre los que se incluyen el asma, el enfisema y la bronquitis crónica

Es una creencia popular pensar que las dificultades respiratorias son «irreversibles». Esto no es así. Lo que ha sucedido es que los millones de pequeños saquitos que hay en los pulmones, que llevan oxígeno a la sangre y extraen de ella el dióxido de carbono, pierden su elasticidad o quedan afectados por la presencia de tejido cicatricial. Los que padezcan problemas respiratorios pueden hallar un increíble alivio concentrándose firmemente en todas las posturas de flexión del cuerpo hacia atrás: la media luna, el arco armado de pie, el palo en equilibrio, la cobra, el saltamontes, el saltamontes completo, el arco, la fija y firme, el camello y la media tortuga con las posturas que permiten una distribución mejor y más homogénea del aire en los pulmones.

Incluso los que, literalmente, jadean para respirar y son incapaces de llevar a cabo la serie completa de ejercicios, deberían realizar a todo el potencial al que sean capaces las siguientes posturas: la de la respiración profunda de pie, concentrándose en la espiración; la de la media luna y la de manos a pies; cualquier postura de flexión hacia atrás de la que se sientan capaces; y la postura soplar en postura firme.

Tus pulmones no están desahuciados. Responden agradecidos a cualquier ejercicio que te dignes proporcionarles. Por lo tanto, empieza hoy mismo.

FRACTURAS ÓSEAS

Los nutrientes que circulan por tu organismo cuando practicas yoga mejorarán el proceso final de curación, pero la velocidad a la que puedes volver a practicar yoga depende, por supuesto, de *qué* huesos te fracturaste. Tal y como sucede con los pacientes que se han sometido a una operación quirúrgica, cuenta con el visto bueno de tu médico, ten la seguridad de que el hueso se haya soldado por completo antes de empezar y luego sigue adelante bajo la supervisión de un maestro cualificado.

RESFRIADOS Y GRIPE

Lleva a cabo sólo posturas de pie, concentrándote durante más tiempo y con más intensidad en la postura del palo en equilibrio y la del triángulo para incrementar tus latidos cardíacos tanto como sea posible.

ESTREÑIMIENTO

No lleves a cabo la postura de estiramiento (y, por tanto, tampoco abdominales completas) mientras sufras un estreñimiento grave. En lugar de ello concéntrate en la postura de cabeza de rodilla, que es excelente para relajar las cosas.

DIARREA

No lleves a cabo la postura de cabeza a rodilla. En lugar de ello trabaja especialmente duro y durante más tiempo la postura de estiramiento, que tiene una acción de compresión y compactación.

TRASTORNOS DIGESTIVOS, entre los que se incluyen las flatulencias, la indigestión crónica, la colitis, las úlceras y la hiperacidez

Las flatulencias (gas en el aparato digestivo) y los calambres son las principales características de muchos trastornos y enfermedades crónicos del tracto digestivo; pero aunque la postura saca aire y la de la torsión de la columna vertebral son específicamente beneficiosas para eliminar el gas que ya está presente, la idea es, por supuesto, evitar, en primer lugar, que el gas se forme.

Las flatulencias y la hiperacidez surgen como resultado de una ingesta excesiva de carne, almidones y alimentos procesados (el síndrome de los platos precocinados y las hamburguesas grasientas). Esos malos hábitos alimentarios se ven agravados en la sociedad actual por la falta casi total de ejercicio. Esto permite que el alimento fermente en el tracto digestivo, provocando acidez y gases. No hace falta decir que el yoga hace que las cosas vuelvan a la normalidad potenciando un peristaltismo saludable antes de que tengan tiempo para fermentar.

Las úlceras y la colitis suelen tener una base nerviosa o emocional; pero, una vez más, la falta de ejercicio y, por tanto, el mal desempeño por parte de los órganos que deberían ocuparse de una digestión y una evacuación saludables agrava la situación. Añádele a eso una columna vertebral enferma, lo que implica un mal funcionamiento del sistema nervioso, y el estómago se digerirá a sí mismo y los intestinos se desbocarán.

Como puedes ver, la curación de los trastornos digestivos se limita a la práctica regular de ejercicios de yoga y a unos hábitos alimentarios sensatos. También puedes probar a masticar tu comida en lugar de tragarla entera, como un tiburón. Además, diez tentempiés diarios son mejores que tres comidas pantagruélicas. El estómago nunca debería estar vacío, ya que entonces, los potentes jugos gástricos no tendrían nada que digerir salvo la mucosa del estómago.

TRASTORNOS GLANDULARES Y ENFERMEDADES CRÓNICAS

Una glándula con una disfunción requiere que te pongas a trabajar y que hagas que la columna vertebral (y por tanto el sistema nervioso) vuelva a estar bien. Te solicita que empieces a respirar y a comer bien, de modo que la sangre le pueda aportar una nutrición adecuada y que así pueda producir las hormonas y los fluidos para cuya producción estaba diseñada, y en las cantidades adecuadas.

Puedes librarte de la mayoría de las enfermedades crónicas haciendo yoga. Tu organismo busca la homeostasis, el equilibrio perfecto. Tu trastorno crónico representa desequilibrios corporales. Con la práctica del yoga puedes curar enfermedades crónicas como la insuficiencia cardíaca, la diabetes y la hipertensión. Los trastornos nerviosos, como la enfermedad de Parkinson y la esclerosis múltiple, ceden ante estos ejercicios de yoga. Independientemente de la enfermedad o del trastorno que padezcas, mejorarás la capacidad de tu cuerpo para combatir la enfermedad cada día que practicas yoga. Una glándula con una disfunción sólo pide ser una glándula que funcione bien, así que ponte manos a la obra.

PACIENTES CON TRASTORNOS CARDÍACOS

Bajo la supervisión de un instructor cualificado que haya completado mi programa de formación para maestros de yoga y con el visto bueno de tu médico, lleva a cabo todos los ejercicios, pero no mantengas las posturas durante más de cinco segundos. En lugar de ello repite las posturas con más frecuencia que un alumno normal. Haz, por ejemplo, una combinación de tres series durante cinco segundos cada una, asegurándote completamente de *descansar* entre cada serie. Para los pacientes con trastornos cardíacos es también esencial que *respiren con normalidad* durante las posturas.

Las posturas con advertencias para pacientes con la presión sanguínea alta también cuentan con advertencias para los pacientes con trastornos cardíacos.

Tómatelas con calma, llevando quizás a cabo sólo dos series de cinco segundos cada una al principio. El sentido común y la perseverancia son las claves.

HEMORROIDES

El trastorno que provocó las hemorroides será eliminado gradualmente por mi serie de ejercicios. Mientras tanto, la postura sobre los dedos de los pies tiene un efecto maravilloso sobre este problema.

HERNIA

Los que tengan una hernia deberían trabajar especialmente duro las posturas fija y firme, la del árbol, la del camello y la de la media tortuga, ya que fortalecen los músculos que agravan el problema. Los que no la tengan deberían trabajar igual de duro esas posturas, de modo que, de entrada, no sufran problemas de hernias.

PRESIÓN SANGUÍNEA ALTA

La presión sanguínea alta e inestable (descompensada) responde positiva y tan rápidamente con la práctica concienzuda del yoga que los médicos dudan a veces de los datos de sus instrumentos. (Esta rápida respuesta de la presión sanguínea es una de las demostraciones más contundentes de la capacidad del yoga de regular y sincronizar los sistemas corporales). Si te miden la presión sanguínea alrededor de una semana después de empezar a hacer yoga, puede que aprecies un ligero incremento de su valor. No te alarmes. Hacia la segunda semana la presión sanguínea será normal o cercana a la normalidad y permanecerá así mientras mantengas tu régimen de yoga.

Consulta a tu médico, utiliza el sentido común y no exageres el esfuerzo en ninguna de las posturas durante los tres primeros días. Las posturas en las que los pacientes con la presión sanguínea elevada deben seguir teniendo cuidado hasta que su presión sanguínea sea normal son las siguientes: la parte en la que flexionas el cuerpo hacia atrás de la postura de la media luna, la postura del arco armado de pie, la del palo en equilibrio, la de la cobra, la tercera parte de la postura del saltamontes, la postura completa del saltamontes y la del camello.

Dependiendo de la gravedad de tu trastorno, las posturas mencionadas deberían llevarse a cabo durante no más de cinco segundos al principio, aumentando hasta los diez segundos al cabo de sólo dos semanas. Si eres lo suficientemente flexible como para hacer la postura fija y firme por completo durante los primeros días, limítala también a cinco segundos. En cuanto a la postura del arco (en el suelo), *un principiante con la presión sanguínea alta nunca debe llevar a cabo esa postura sin un maestro cualificado presente.*

Esto se debe a que estas posturas de flexión del cuerpo hacia atrás generan presión en el pecho y, por lo tanto, en el corazón, por lo que los pacientes con la presión sanguínea elevada deben ser precavidos. No obstante, no las elimines, con la excepción de la postura del arco. Son las verdaderas amigas que necesitas para controlar tu mal.

INSOMNIO

El insomnio lo provocan problemas y desequilibrios emocionales o físicos, ya sean conocidos o desconocidos. Una vez estés inmerso en tu régimen de yoga, estos desequilibrios quedarán equilibrados, por lo que tu cuerpo sabrá muy bien cuándo quiere dormir y durante cuánto tiempo.

TRASTORNOS RENALES Y DE LOS ÓRGANOS INTERNOS

Una vez más, lleva a cabo toda la serie de posturas religiosamente, trabajando especialmente duro y durante más tiempo aquellas posturas en las que, en la sección de «Beneficios», se indique que son excelentes para la función renal y para los órganos abdominales. Tu cuerpo puede recuperarse y lo hará.

MENSTRUACIÓN

Las mujeres varían en cuanto a su reacción menstrual frente al yoga. Tengo algunas alumnas que sufren calambres terribles y que llevan a cabo *dos* clases durante el primer día de su período, lo que les ayuda a librarse más rápidamente de sus calambres. Muchas mujeres sólo dan la clase (una) habitual y vuelven a casa sintiéndose mejor. De vez en cuando, una mujer puede sentirse mareada o tan falta de fuerzas que no puede practicar yoga. Si eres una de las desafortunadas, tómate unas pequeñas vacaciones. Volveremos a vernos dentro de unos días.

MIGRAÑAS Y DOLORES DE CABEZA

La mayoría de los simples dolores de cabeza son provocados por espasmos musculares en el cuello y el cuero cabelludo debidos a la tensión en el complejo formado por la columna vertebral, la espalda y los hombros. *Véase* la referencia a los Problemas de espalda, practica mis veintiséis posturas regularmente y esos dolores de cabeza nunca más te molestarán.

Las migrañas son provocadas por espasmos y dilataciones anómalas de las arterias del cerebro. La serie completa de posturas puede, frecuentemente, aliviar los síntomas de la migraña.

YOGA TRAS UNA OPERACIÓN QUIRÚRGICA

Asegúrate *siempre* de que tu médico o cirujano te haya dado el visto bueno para hacer ejercicio, y utiliza el sentido común durante cualquier recuperación tras una operación quirúrgica. Si la cirugía ha sido torácica, abdominal o para solucionar una hernia, limítate a un estiramiento *mínimo*. Sólo cuando la incisión haya curado por completo podrás trabajar en pos del estiramiento máximo. La cirugía que haya implicado una reconstrucción o una sustitución presentará varios problemas.

Los que os estéis recuperando de una operación en la columna vertebral necesitaréis el yoga de forma desesperada si deseáis tener una columna vertebral sana de nuevo; pero también es necesario que practiquéis yoga con el consentimiento de vuestro médico y bajo supervisión de un maestro cualificado que haya completado mi programa de formación para maestros de yoga.

GESTACIÓN Y POSPARTO

Si has estado practicando yoga de forma regular justo antes de tu gestación, puedes seguir practicando los ejercicios de yoga que aparecen en este libro hasta tu tercer mes de gestación o hasta el momento en que ya no puedas tumbarte sobre tu abdomen. Entonces deberías usar el vídeo *Yoga Rajashree para la gestación.*

Si eres novata en el yoga o no has practicado yoga justo antes de tu gestación, deberías esperar tres meses antes de empezar. A partir de ese momento deberías utilizar el vídeo *Yoga Rajashree para la gestación.*

Si tu parto ha sido saludable y normal, inicia la práctica del yoga en el momento en que dejes de estar en cama. Haz todos los ejercicios a partir de tercer día sin problema ninguno.

TIRONES EN LOS MÚSCULOS O LOS TENDONES

Quienes tengan tirones musculares o en los tendones deberían practicar yoga; pero con cuidado para no volver a lesionarse. Llevarán a cabo el estiramiento sólo hasta el punto en que sientan el primer pequeño dolor y aguantarán ahí. La forma más segura y rápida de curar unos músculos o tendones que han sufrido un tirón consiste en incrementar la circulación sanguínea hacia las zonas afectadas de modo que puedan repararse ellas mismas.

DOLOR CIÁTICO

Los nervios ciáticos nacen en la confluencia de la zona inferior de la columna vertebral, descienden hacia las nalgas, a lo largo de la cara externa y posterior de las piernas y llegan hasta el talón. Son los nervios más importantes que conectan la parte inferior de tu cuerpo con la superior, y son dos de los nervios más largos del cuerpo. Lamentablemente, los músculos relacionados con estos nervios no «recuerdan» la flexibilidad que aprenden. Igual que muelles o gomas elásticas fuertes, vuelven a la posición original en cuanto dejas de estirarlos. Cuanto más tiempo se les permita permanecer en la posición original, más difícil será volverlos a estirar. Si se quiere poseer un sistema ciático flexible y saludable no hay más remedio que ejercitar los nervios ciáticos cada día. Los atletas y los bailarines de *ballet* lo saben, por lo que practican infatigablemente y llevan calentadores para las piernas mientras están descansando.

CODO DE TENISTA

Por alguna extraña razón, de todos los alumnos a los que he instruido, sólo los chinos y los japoneses parecen tener unas articulaciones de los codos flexibles de forma natural y, por lo tanto, sanas. El resto de nosotros sufrimos dificultades cuando nos implicamos constantemente en deportes o actividades que someten a tensión a nuestros codos. La respuesta consiste en mejorar su fuerza y su flexibilidad. Esto se lleva a cabo concentrándose en aquellas posturas que hacen que los brazos y los codos trabajen en lo que la gente cree que es una forma «forzada». Las mejores posturas para el codo de tenista son la de la media luna, la del águila, la del arco y la del arco armado de pie, la del palo en equilibrio, la del saltamontes y la de torsión de la columna vertebral. Esto no debe tomarse como una receta para practicar sólo estas posturas. Tienes un problema y debes practicar las veintiséis posturas para resolverlo por completo. Por lo tanto, no te defraudes a ti mismo y no busques sólo una media solución a tus problemas.

VARICES

Las varices las provocan unas válvulas venosas defectuosas que permiten que la sangre se acumule en las piernas, dilatando e incrementando el tamaño de las venas. El sobrepeso, el estar de pie durante períodos prolongados de tiempo, una vida sedentaria, el embarazo y la falta de ejercicio pueden agravar este problema.

En muchas ocasiones he visto cómo el yoga ha vuelto a hacer que estas venas volvieran a su estado normal y sano.

Muchas posturas trabajan directamente sobre la zona afectada (generalmente las piernas). No obstante, debes llevar a cabo las veintiséis posturas, incluso aquellas que no parecen trabajar directamente sobre la zona afectada. Te encontrarás con que estás utilizando tus piernas de una forma u otra en la mayoría de las posturas. Por tanto, debes llevar a cabo cada postura con la misma fuerza para asegurar tu recuperación. Verás la mejoría en un período de tiempo sorprendentemente corto.

Índice